AF311482

UNIVERSITÉ DE BORDEAUX

FACULTÉ DE MÉDECINE ET DE PHARMACIE

ANNÉE 1918-1919   N° 32

LES ÉVACUATIONS
DES MALADES ET BLESSÉS SERBES

PAR

LE NAVIRE-HOPITAL "BIEN-HOA"

CAMPAGNE D'ORIENT
(Juin 1915-Octobre 1917)

THÈSE POUR LE DOCTORAT EN MÉDECINE

Présentée et soutenue publiquement le Vendredi 4 Juillet 1919

PAR

MARCEL-JEAN-EUGÈNE CLAVIER

Médecin de 2ᵉ Classe de la Marine

né à Brest (Finistère) le 8 mars 1890

Examinateurs de la Thèse
{ MM. MOUSSOUS professeur *Président*
VILLAR professeur
CHAVANNAZ professeur *Juges*
DUVERGEY agrégé }

BORDEAUX
IMPRIMERIE NOUVELLE F. PECH & Cⁱᵉ
7 — RUE DE LA MERCI — 7

1919

BIBLIOTHÈQUE NATIONALE
R. F.

UNIVERSITÉ DE BORDEAUX

FACULTÉ DE MÉDECINE ET DE PHARMACIE

ANNÉE 1918-1919   N° 32

LES ÉVACUATIONS
DES MALADES ET BLESSÉS SERBES

PAR

LE NAVIRE-HOPITAL "BIEN-HOA"

CAMPAGNE D'ORIENT
(Juin 1915-Octobre 1917)

THÈSE POUR LE DOCTORAT EN MÉDECINE

Présentée et soutenue publiquement le Vendredi 4 Juillet 1919

PAR

Marcel-Jean-Eugène CLAVIER

Médecin de 2ᵉ classe de la Marine

né à Brest (Finistère) le 8 mars 1890

MM. MOUSSOUS	professeur..	*Président.*
VILLAR	professeur..	
CHAVANNAZ	professeur..	*Juges.*
DUVERGEY	agrégé......	

Examinateurs de la Thèse...

BORDEAUX
IMPRIMERIE NOUVELLE F. PECH & Cie
7 — RUE DE LA MERCI — 7

1919

FACULTÉ DE MÉDECINE ET DE PHARMACIE DE BORDEAUX

M. SIGALAS.................................... Doyen.

PROFESSEURS :

MM. DUPUY..........................
PICOT..............................
LANELONGUE.........................
LAYET.............................. } Professeurs honoraires.
BADAL.............................
JOLYET............................
DEMONS............................

	MM.		MM.
Clinique interne......... }	ARNOZAN. PITRES.	Pharmacie...............	DUPOUY.
Clinique externe......... }	CHAVANNAZ. VILLAR.	Matière médicale	BEILLE.
		Médecine expérimentale ..	FERRÉ.
		Clinique ophtalmologique.	LAGRANGE.
Pathologie et thérapeutique générales	CASSAËT.	Clinique chirurgicale infantile et orthopédie	DENUCÉ.
Clinique d'accouchements ..	RIVIERE.	Clinique gynécologique...	BÉGOUIN.
Anatomie pathologique.....	SABRAZÈS.	Clinique médicale des maladies des enfants......	MOUSSOUS.
Anatomie	GENTES.	Chimie biologique	DENIGÈS.
Anatomie générale et histologie...............	DUBREUIL.	Physique pharmaceutique.	SIGALAS.
Physiologie	PACHON.	Pathologie exotique	LE DANTEC.
Hygiène	AUCHÉ.	Clinique des maladies cutanées et syphilitiques....	DUBREUILH.
Médecine légale	VERGER.		
Physique biologique et électricité médicale	BERGONIÉ.	Clinique des maladies des voies urinaires..........	POUSSON.
Chimie...................	CHELLE (chargé).	Maladies mentales	ABADIE.
Histoire naturelle.........	GUILLAUD.	Oto-rhino-laryngologie....	MOURE.

PROFESSEUR ADJOINT :

Toxicologie.................................... M. BARTHE.

AGRÉGÉS EN EXERCICE :

	MM.		MM.
Anatomie...............	PRINCETEAU.		MAURIAC.
Anatomie et embryologie .. }	PICQUE. LACOSTE (chargé)	Médecine générale........ }	MICHELEAU. LEURET. DUPERIÉ.
Histologie................	DUBREUIL.		PERRENS.
Physiologie	DELAUNAY	Maladies mentales........	GUYOT.
Parasitologie et sciences naturelles .... }	MANDOUL. N...	Chirurgie générale .... }	ROCHER. DUVERGEY
Physique biologique et médicale.................. }	RÉCHOU.		PERY. FAUGÈRE.
Chimie biologique et méd^{le} .	CHELLE.	Obstétrique............. }	TEULIÈRES
	CRUCHET.	Ophtalmologie .... }	BARTHE.
Médecine générale......... }	PETGES. CARLES (J.)	Pharmacie .... }	LABAT.

CHARGÉS DE COURS :

	MM.
Cours de Clinique dentaire...................	CAVALIÉ.
Cours complémentaire de Thérapeutique et Pharmacologie...	CARLES (J.)
Cours complémentaire de Médecine opératoire............	VENOT.
Cours complémentaire d'Accouchements.............	FAUGÈRE.
Cours complémentaire d'Ophtalmologie..............	CABANNES.
Cours complémentaire de Puériculture..............	CHAMBRELENT.
Cours complémentaire de Climatologie et Hydrologie médic^{le} ..	SELLIER.
Cours complémentaire de Toxicologie et Hygiène appliquée....	BARTHE.
Cours complémentaire d'Analyse chimique qualitative et quantitative..............	CHELLE.
Cours complémentaire de démonstrations et préparations pharmaceutiques	LABAT.
Cours complémentaire de Microbiologie..............	MANDOUL.

Par délibération du 5 août 1879, la Faculté a arrêté que les opinions émises dans les Thèses qui lui sont présentées doivent être considérées comme propres à leurs auteurs, et qu'elle entend ne leur donner ni approbation ni improbation.

A MA FEMME

A MA FILLE

A MON PÈRE ET A MA MÈRE

Faible témoignage de ma profonde affection
et de ma grande reconnaissance.

A LA MÉMOIRE DE MON BEAU-PÈRE

A MA GRAND'MÈRE — A MA BELLE-MÈRE

A MES FRÈRES, BELLES-SŒURS ET BEAUX-FRÈRES

A MON PRÉSIDENT DE THÈSE

MONSIEUR LE PROFESSEUR MOUSSOUS

PROFESSEUR DE CLINIQUE MÉDICALE DES MALADIES DES ENFANTS

OFFICIER DE L'INSTRUCTION PUBLIQUE

CHEVALIER DE LA LÉGION D'HONNEUR

Veuillez agréer, cher Maître, ma profonde reconnaissance pour avoir bien voulu présider cette Thèse, modeste travail par trop indigne de votre enseignement si clair, si précis, si pratique.

A MONSIEUR LE DOCTEUR BELLOT

MÉDECIN GÉNÉRAL DE LA MARINE

DIRECTEUR DE L'ÉCOLE DU SERVICE DE SANTÉ DE LA MARINE

OFFICIER DE LA LÉGION D'HONNEUR

OFFICIER DE L'INSTRUCTION PUBLIQUE

A MONSIEUR LE DOCTEUR GOMBAUD

MÉDECIN EN CHEF DE 2e CLASSE DE LA MARINE

SOUS-DIRECTEUR DE L'ÉCOLE DU SERVICE DE SANTÉ DE LA MARINE

OFFICIER DE LA LÉGION D'HONNEUR

OFFICIER D'ACADÉMIE

Comment vous exprimer, Monsieur le Médecin en Chef, la profondeur de ma gratitude? Pendant cette guerre, j'ai servi trois ans sous vos ordres, et vous n'avez cessé de manifester à mon égard les sentiments les plus bienveillants.

Je vous dédie tout spécialement ce très modeste travail dont vous pourrez, mieux que tout autre, discerner les défauts, puisque vous étiez le médecin-chef du *Bien-Hoa*. Peut-être vous rappellera-t-il que d'un simple transport, vous étiez arrivé à faire un navire-hôpital parfait.

A MONSIEUR LE DOCTEUR BELLET

MÉDECIN PRINCIPAL DE LA MARINE

CHEVALIER DE LA LÉGION D'HONNEUR

A MONSIEUR LE DOCTEUR DUFFRAN

MÉDECIN DE Iʳᵉ CLASSE DE LA MARINE

CHEVALIER DE LA LÉGION D'HONNEUR

> Avec mes remerciements pour les
> précieux renseignements qu'ils ont bien
> voulu me donner pour la composition
> de cette Thèse.

A MES EXCELLENTS AMIS DU *BIEN-HOA*

de 1915 à 1917

A MES PROFESSEURS

DE LA FACULTÉ ET DE LA MARINE

A LA MÉMOIRE DE MES CAMARADES

morts au Champ d'Honneur

MEIS ET AMICIS

LES ÉVACUATIONS
DES MALADES ET BLESSÉS SERBES

PAR

LE NAVIRE-HOPITAL "BIEN-HOA"

(Juin 1915-Octobre 1917)

INTRODUCTION

BIBLIOTHÈQUE NATIONALE R F

Le transport des hommes et du matériel en des points éloignés des côtes françaises incombait à la marine, surtout à la marine marchande, protégée par nos torpilleurs, patrouilleurs et dragueurs. Mais ce n'est point tout d'expédier des hommes, il faut songer que beaucoup d'entre eux, blessés ou malades, auront besoin d'être rapatriés, et c'est alors qu'apparaît le rôle du navire-hôpital; on en créa donc un certain nombre et ils ont fait silencieusement leur devoir, souvent pénible. Et si des paquebots et des cargos, des cuirassés et des patrouilleurs étaient nécessaires pour assurer la vitalité du corps expéditionnaire, les navires-hôpitaux n'étaient pas moins utiles; au surplus, ils poursuivaient un but particulièrement noble : les soins médicaux et chirurgicaux, l'évacuation sur les hôpitaux de France ou du Nord de l'Afrique, de ces hommes qui venaient de se donner pour le salut de leur Patrie.

Nous avons été embarqué pendant vingt-huit mois sur un de ces navires-hôpitaux; il serait intéressant non seulement de faire connaître les différentes blessures et maladies constatées à bord au cours de ces traversées, mais aussi de décrire la façon dont s'effectuaient ces transports. Même ainsi, le sujet serait trop général, puisque les navires-hôpitaux ont tous transporté des Français. Peut-être, en se limitant à l'expédition des Dardanelles, où le rôle du navire-hôpital était si particulier, trouverions-nous des faits très dignes d'intérêt; là encore le navire-hôpital, mouillé devant la pointe de la presqu'île de Gallipoli, recevant blessés sur blessés, nous nous rapprocherions beaucoup de l'hôpital chirurgical de terre avec toutes ses variétés de blessures et de traitements. Alors, il nous a semblé qu'en envisageant uniquement les évacuations des Serbes, que nous avons effectuées sur une grande échelle, nous aborderions un sujet plus spécial, d'autant plus que nous avons pris l'armée serbe après sa retraite, pour la retrouver de nouveau, mais reconstituée cette fois-ci et revenant pleine de gloire des champs de bataille de la Cerna, de Monastir.

Le navire-hôpital sur lequel nous étions était le *Bien-Hoa*, ancien transport de Cochinchine; nous en reparlerons.

Nous partagerons notre étude en cinq chapitres ainsi répartis :

1° Historique de l'armée serbe; rôle des navires-hôpitaux français.

2° Description du *Bien-Hoa*.

3° Les Evacuations de Corfou.

4° Les Evacuations de Salonique.

5° Conclusion.

CHAPITRE PREMIER

Historique de l'Armée serbe. — Rôle des Navires Hôpitaux.

§ 1er.

L'offensive allemande sur le front serbe, et avec elle la retraite de l'armée serbe submergée par un ennemi très supérieur en nombre et par une avalanche terrible de projectiles, a commencé le 8 septembre 1915. Après des résistances acharnées sur des positions successivement abandonnées mais chèrement défendues, la malheureuse armée n'avait plus qu'une solution à envisager : chercher un abri dans les pays voisins; peu, très peu d'hommes purent se replier vers Salonique, où le renfort français venait bientôt (mais trop tard) les soutenir; la grande majorité, pour ne pas dire la presque totalité des Serbes, se réfugia dans l'inhospitalière et sauvage Albanie; ils la traversèrent, endurant les plus terribles souffrances, dues à la fatigue, à la faim, au froid, harcelés par des hordes albanaises qui venaient leur voler leurs armes et les approvisionnements déjà si maigres qu'ils avaient pu transporter avec eux.

C'est alors qu'ils apparurent, dès les premiers jours de décembre, échelonnés tout le long de la côte albanaise, à Scutari, à Saint-Jean-de-Medua, à Durazzo, à Valona, harassés, mourants, les vêtements en lambeaux. Là commence le rôle magnifique de la France; elle va recueillir les malheureux, les soigner, les rééquiper et refaire une belle armée serbe qui, malgré les sous-marins, rejoindra Salonique sans encombre, et marchera à la conquête du territoire envahi, à côté des frères d'armes alliés.

Les Serbes n'ont pas eu le temps de séjourner à Scutari; le Monténégro, rapidement attaqué lui aussi, livrait passage aux troupes allemandes et autrichiennes, et bientôt Scutari était occupée. Les navires français de petit tonnage les prenaient alors, et de Scutari, de Saint-Jean-de-Medua (situé à peu de distance de Scutari), les Serbes étaient prestement transportés à Durazzo et à Valona. Quelques navires italiens en évacuèrent à Brindisi directement.

Mais les Allemands avançaient toujours, il fallait se hâter de sauver les Serbes de Saint-Jean-de-Medua, bientôt occupé, puis ceux de Durazzo qui le fut le 9 février 1916, et les envoyer à Valona. A Durazzo, pendant janvier et jusqu'au 9 février, 4.000 à 5.000 Serbes étaient embarqués journellement; presque autant gagnaient Valona à pied. Les grands navires se mirent à l'œuvre et firent de nombreux voyages entre Durazzo et Valona.

Enfin, la dernière étape de la malheureuse odyssée serbe fut la traversée de Valona à Corfou, où tout ce qui a été sauvé se trouvait réuni. C'est par dizaines de milliers que la *Savoie*, la *Lorraine*, le *Verdon*, quelques paquebots italiens, déversèrent à Corfou nos alliés en détresse. La *Lorraine*, en cinq voyages, transporta 21.700 Serbes, pour ne citer qu'un exemple. Le *Natal*, le *Sinaï* contribuèrent eux aussi à ce sauvetage; ils transportèrent en outre, à l'île d'Asinara, située au nord-ouest de la Sardaigne, 22.000 Autrichiens, les prisonniers que nos héroïques alliés avaient faits au début de la campagne et qu'ils n'avaient pas lâchés. (Plus tard, le *Bien-Hoa* retrouvera les malades de ces prisonniers, pour les transporter d'Asinara à Toulon.)

Enfin, le 27 février 1916, l'évacuation des Serbes est terminée et se répartit de la façon suivante : 150.000 à Corfou, 13.000 à Bizerte; 12.000 civils répartis à Corfou, en Algérie, en France, plus un nombre indéterminé amené aussi en France, en Algérie, en Tunisie.

Ce qui nous intéresse plus spécialement est l'arrivée de ces Serbes à l'île de Corfou, lieu rêvé pour recevoir des hommes exténués, des hommes qu'il va falloir maintenant soigner et remettre d'aplomb. Corfou, en effet, offrira l'ombre de ses oliviers énormes et touffus, sa campagne remplie d'orangers, de verdure, enfin son climat dont la température, quoique très chaude en été, peut être mieux supportée grâce aux ombrages. De plus, la situation de la ville même de Corfou est favorable pour l'arrivée des navires porteurs de troupes : faisant face à la côte albanaise, dont elle est peu distante, donnant sur un golfe formant rade, elle est à l'abri des sous-marins ennemis grâce aux filets protecteurs mouillés au nord et au sud de l'île, aux endroits les plus rétrécis séparant celle-ci de l'Albanie. Au milieu de cette rade, un îlot servira comme nous le dirons tout à l'heure, c'est l'île de Vido; et un autre sera transformé en lazaret, lequel sera d'ailleurs dirigé par un médecin de la marine.

Les Serbes arrivaient à Corfou par 7.000 à 8.000 hommes et de suite étaient divisés en trois groupes : 1° Hommes en état de reprendre les armes; ceux-là étaient disséminés le long de la côte, principalement à Govino, Ipsos, etc...— 2° Hommes épuisés, malades, etc...; ceux-là étaient dirigés sur Bizerte.— 3° Les incurables : ces malheureux, condamnés à la mort certaine, étaient placés sur l'île de Vido. Cette triste et funèbre île de Vido, on l'appelait « Ile des Horreurs ». De fait, les scènes lamentables qui s'y passaient dépassaient en horreur tout ce que l'imagination peut inventer. Au début, il mourait jusqu'à cent à cent cinquante malades par jour; les infirmiers militaires étaient plutôt occupés à manier des cadavres qu'à soigner des malades; le typhus exanthématique, le choléra, la misère physiologique, la tuberculose, faisaient leur œuvre destructrice d'une façon terrible; le soir, un petit navire-hôpital, le *Saint-François-d'Assise* (qui, en temps de paix, servait aux pêcheurs de Terre-Neuve), venait charger cette macabre cargaison; il s'en allait en mer, loin de l'île, et coulait ces malheureux; de la sorte, toute contagion était effacée dans la plus grande mesure du possible.

§ 2.

Dans ce va-et-vient intensif entre ces divers points de la côte albanaise et Corfou, qu'ont fait les navires-hôpitaux?

A vrai dire, ils n'ont point servi; à part le *Tchad*, qui fit un voyage de Saint-Jean-de-Medua à Valona, les autres n'ont pas fonctionné.

Il est à remarquer, d'ailleurs, que leur présence à ces moments-là n'était pas indispensable, n'était même pas utile; ce qu'il fallait, c'était aller vite, très vite, prendre tous les hommes malades ou non qui se présentaient ici ou là, les transporter vivement à Corfou, revenir en prendre d'autres et ainsi de suite. C'était là le rôle tout indiqué de navires capables de contenir et même d'entasser beaucoup de monde, par conséquent, de paquebots, de cargos. Les navires-hôpitaux n'auraient pu fonctionner qu'en tant que navires et non comme hôpitaux; il valait beaucoup mieux les réserver à une autre tâche plus profitable, et c'est ce que l'on fit : ils servirent aux évacuations des malades, de ceux qui ne pouvaient être rétablis à Corfou, sur les côtes algériennes, tunisiennes. Pendant plusieurs jours ils posséderont à bord ces malades, pourront les soigner complètement, les remettre à terre déjà mieux, en un mot, remplir exactement leur rôle : être des hôpitaux flottants, but qu'on a souvent oublié, voulant, dans le commandement de ces navires, voir des navires comme tous les autres, quoiqu'ils en fussent très différents.

A ce moment, la France possédait plusieurs navires-hôpitaux : deux d'entre eux appartenaient à la marine de guerre, c'étaient les anciens transports de Cochinchine *Bien-Hoa* et *Duguay-Trouin*; les autres étaient des navires appartenant à la marine marchande, des paquebots et même des cargos : le *Sphinx*, le *Divona*, le *Tchad*, la *Bretagne*. Trois participèrent aux évacuations de Corfou : *Bien-Hoa*, *Sphinx* et *Divona*; le *Tchad*, comme nous l'avons dit tout à l'heure, avait fait une évacuation de Saint-Jean-de-Medua à Valona.

Plus tard (été 1916), la flotte des navires-hôpitaux se grossit de six nouvelles unités, dont le *Vinh-Long*; à part quelques évacuations de Serbes effectuées par la *Bretagne*, le *Divona*, le *Tchad*, le *Sphinx*, seuls le *Bien-Hoa*, le *Vinh-Long*, le *Duguay-Trouin* furent plus spécialement attachés à l'armée serbe, car sur trois évacuations, ils en firent régulièrement deux sur l'Algérie ou la Tunisie, régions assignées aux malades et blessés serbes pour pouvoir se reformer.

Or, de ces trois navires, le *Bien-Hoa* seul fit les évacuations de Corfou; donc, plus que tout autre, il a suivi la destinée serbe, prenant cette malheureuse armée, décimée, malade, à Corfou, la retrouvant forte et glorieuse à Salonique; nous décrirons ces deux stades en nous efforçant de montrer la différence bien nette entre les malades pris à Corfou et ceux pris à Salonique.

CHAPITRE II

Le navire-hôpital français « BIEN-HOA »

Nous aurions aimé faire une description détaillée de ce navire-hôpital, mais cela sortirait par trop des limites que nous nous sommes fixées; toutefois, il nous paraît indispensable de le dépeindre en quelques lignes.

Construit spécialement au moment de la campagne du Tonkin, le *Bien-Hoa* transporta alors des troupes dans cette colonie et en ramena les malades; déjà, une grande partie de sa batterie haute était aménagée en conséquence. Puis, modifié, il navigua sans rôle bien spécial, en Méditerranée, et au moment de la mobilisation, nous le trouvons, au fond de l'arsenal de Toulon, servant de poudrière. Il fut employé au début de la guerre comme transport de troupes et de matériel pour l'expédition des Dardanelles; en juin 1915, désaffecté de ce service, il fut transformé en navire-hôpital.

Il a 105^{m}30 de long, 15^{m}37 de large, jauge 6.000 tonneaux et a une vitesse de 11 nœuds en moyenne; il est pourvu d'une belle mâture (3 mâts), qui lui permet d'utiliser des voiles quand les conditions atmosphériques sont favorables.

L'hôpital proprement dit était, sur les plans et suivant les instances de M. le médecin principal Gombaud, médecin-chef, nettement séparé et distinct du reste du navire. Cette séparation de l'hôpital avait le grand avantage de procurer le calme et la tranquillité nécessaires à tous les malades, d'isoler complètement ceux-ci de l'équipage : toute chance de contagion était ainsi évitée. En un mot, les blessés et les malades étaient non sur un navire, mais dans un hôpital flottant et naviguant.

Essentiellement formé de deux batteries (haute et basse),

l'hôpital, grâce à des dispositions de cloisons, était composé de sept salles et de cabines ainsi réparties : Salle 1 babord : 48 lits; salle 1 tribord : 63; salle 2 : 23; salle 3 : 6; salle 4 : 30; salle 5 : 39; salle 6 : 128; salle 7 : 113; plus 18 cabines; total : 469 malades. Une fois l'embarquement terminé, nous ajoutions des lits, portant à 500, mais jamais plus, le nombre de nos malades : pourquoi, en effet, vouloir surcharger davantage, au détriment du confort, des soins que nécessitait la santé de ces malheureux? Il est de beaucoup préférable, il nous semble, de transporter moins d'hommes, mais bien soignés, plutôt que de produire des statistiques importantes quant au nombre, mais qui ne mentionneront ni l'encombrement, ni quelques négligences imputables au manque de temps.

Le personnel se composait d'un médecin-chef, de cinq médecins, d'un pharmacien, de quarante-huit infirmiers (gradés, matelots-infirmiers, aides-infirmiers).

Voici quel était le système de couchage : le lit entièrement métallique, sommier compris, donc parfaitement apte à toute désinfection, pouvait se monter et se démonter en quelques minutes, facilitant de la sorte et son nettoyage et celui des salles; les pièces latérales, de la tête, des pieds, s'encastraient dans des tiges verticales, maintenues elles-mêmes, entre le plancher et le plafond, par un ressort. Un autre genre de lit, fait de parties non démontables, s'accrochait simplement à deux tiges. Celui-ci pouvait donc aller au roulis, selon le désir du malade, celui-là était, au contraire, fixe et ne faisait qu'un avec les mouvements du navire. C'étaient les deux formes de lits Aman Vigié.

Tous les lits étaient disposés dans les salles en longues séries bien régulières, laissant entre elles l'espace nécessaire pour circuler; il n'y en avait pas un qui ne pût être abordé par un brancard et celui-ci pouvait passer partout entre les lits, ce qui donnait une grande facilité pour l'embarquement, le débarquement et le transport aux salles d'opérations et de radiographie.

Les salles de la batterie haute avaient des lits mobiles, celles de la batterie basse, des lits fixes. Enfin, il était possible de les superposer, et sauf la salle 2, spéciale aux grands blessés et grands malades, et quelques emplacements réservés pour le même but dans chaque salle, tous étaient superposés.

Deux salles d'opérations étaient affectées à la batterie haute et deux à la batterie basse; toutes sur le même modèle, la grandeur seule les différenciant; elles possédaient le matériel complet de la salle d'opérations : tables, lavabos à pédales avec évacuation à la mer, armoire à instruments, boîtes à pansements, bouilleur (essentiellement composé d'un serpentin de vapeur circulant dans de l'eau, permettant d'avoir de l'eau bouillante en quelques minutes et, de ce fait, de stériliser rapidement les instruments), etc... Une de ces salles d'opérations ne servait, autant que possible, que pour les interventions aseptiques.

Le cabinet de radiographie (appareils Gaiffe) était très simple, tout près de la plus grande salle d'opérations, communiquant facilement avec elle; il ne doit être signalé qu'à cause des immenses services qu'il nous avait rendus, surtout aux Dardanelles, et de la grande compétence et habileté avec laquelle M. le Pharmacien avait rempli ces fonctions délicates et toutes spéciales.

Une salle de bains et de douches était annexée à chacune des batteries, de même que des cabinets; ceux-ci possédaient une chasse d'eau perpétuelle, particulière à chaque cuvette, ce qui permettait une propreté continuelle en même temps qu'une absence totale de mauvaise odeur.

La pharmacie était partagée en trois compartiments : la pharmacie proprement dite, où se préparaient toutes les potions, tous les médicaments demandés; la tisanerie, de laquelle sortaient des milliers et des milliers de litres; enfin, la laiterie, où par un système très simple d'eau chaude et d'eau froide, et de cuves, nous obtenions rapidement, par la dissolution de notre lait concentré, de grandes quantités de lait. Des guichets aménagés convenablement permettaient aux infirmiers de venir prendre les potions ou tisanes, sans envahir la pharmacie.

Disons un mot des cabines pour officiers : pas luxueuses mais confortables; chacune avait un véritable lit avec un sommier à ressorts, un lavabo, une table de nuit, un calorifère, un ventilateur, et communiquait par une sonnette électrique avec l'office, où se trouvait constamment un infirmier de garde; sauf deux d'entre elles, elles n'avaient pas de vue sur la mer, mais si, d'une part, les cloisons étaient composées de claires-voies ingénieusement construites, d'autre part, une sorte de sabord disposé à leur plafond et s'ouvrant sur un promenoir du pont, assurait largement la ventilation de ces locaux. Aux officiers gravement atteints, peu importait, certes, la vue de la mer; quant aux autres, ils pouvaient être transportés sur ce promenoir ou au carré des officiers du bord. Des cabinets, une salle de bains étaient annexés à ces cabines.

Nous avions (dans la batterie haute) une salle spéciale pour sous-officiers, et une autre pour les contagieux. A celle-ci comme à celle-là, des cabinets et une salle de bains étaient adjoints.

Au point de vue de l'aération, de nombreux et larges sabords, par conséquent de véritables fenêtres, assuraient un passage libre de l'air dans tout l'hôpital, car aucune cloison médiane ne venait s'opposer à cette ventilation. Dans la batterie basse, afin d'isoler toute une zone centrale nécessaire aux allées et venues des matelots de l'équipage, M. le médecin-chef avait fait construire des demi-cloisons terminées par des grillages pour ne pas entraver la circulation de l'air. Pour la batterie haute, 67 ouvertures, pour la batterie basse 40, constituaient donc un puissant moyen de ventilation, auquel venait s'ajouter l'action de quatre manches à air pour la batterie haute et cinq pour la batterie basse, qui aspiraient l'air au-dessus du pont. Ce n'était pas tout : un des larges panneaux de charge traversant les batteries, et qui est employé dans les navires pour déposer dans leurs cales les marchandises, avait servi de cage pour un large escalier en pente douce qui faisait communiquer la batterie basse avec la batterie haute et celle-ci avec le pont. Tout autour de cette cage, des fenêtres vitrées avaient été disposées, elles laissaient arriver l'air pur de la mer, venant par l'ouverture supérieure de cet escalier : le rôle de celui-ci était de faire passer les malades d'une batterie à l'autre, soit transportés sur des brancards, soit simplement aidés dans leur marche par les infirmiers.

Signalons aussi un local servant d'amphithéâtre, avec des dispositifs spéciaux pour l'immersion des cadavres.

A l'avant, sur le pont, une étuve à chaleur humide sous pression, du type Geneste-Herscher, et une salle de sulfuration, fonctionnaient constamment soit pour la désinfection, soit pour la stérilisation.

Enfin, outre une lingerie impeccablement rangée, un magasin des produits pharmaceutiques et du matériel, partout des armoires, des casiers, des tables, de vastes réservoirs pour la tisane commune complétaient l'installation parfaite du navire-hôpital *Bien-Hoa*.

CHAPITRE III

Corfou.

Dans le chapitre précédent, nous avons succinctement exposé la disposition du navire-hôpital *Bien-Hoa*. Au point de vue des évacuations qu'il fit, il y a lieu d'envisager, comme nous l'avons vu, d'une part celles de Corfou, d'autre part celles de Salonique. Dans le chapitre actuel, nous allons voir comment fonctionnait ce navire-hôpital, en particulier pour les Serbes pris à Corfou; envisageons successivement : 1° d'où venaient ces Serbes; 2° leur embarquement; comment nous les traitions dès leur arrivée; 3° de quels genres de maladies ou de blessures ils étaient atteints; 4° les soins que nous leur donnions; 5° les soins que nous exigions du personnel infirmier vis-à-vis de lui-même; à ce sujet, nous parlerons de cinq cas de typhus exanthématique déclarés dans le personnel du bord; 6° enfin, le débarquement à Bizerte.

§ 1er.

D'où provenaient les Serbes qui embarquaient sur le navire-hôpital « BIEN-HOA » à Corfou.

Il y aurait beaucoup à dire sur l'effort médical considérable français réalisé pour créer des hôpitaux, presque sans ressources, et pour donner tous les soins nécessaires à ces malheureux déversés à Corfou par milliers, exténués, malades, mourants. Signalons seulement que les principaux points d'où venaient les Serbes, autrement dit les principaux centres hospitaliers, étaient : île de Vido, île du Lazaret, et Govino. Nous avons déjà parlé de ces deux îles, situées devant la ville de Corfou, en rade; Govino est au fond de cette rade, par conséquent sur le littoral Est de Corfou. Ces hôpitaux avaient été hâtivement formés de baraquements; les médecins, les infirmiers et infirmières rivalisèrent tous d'ardeur et de dévoûment; ils se multiplièrent pour arriver, avec les médicaments que leur apportaient les navires-hôpitaux venant de France, à sauver le plus possible de ces pauvres Serbes. Hélas! il en mourait néanmoins des quantités! Ceux qui paraissaient hors de danger, ou ceux qui avaient besoin d'un long séjour de repos, embarquaient sur les navires-hôpitaux. Un petit navire, le *Miquelon*, venait les prendre, soit à Vido, soit au Lazaret, soit à Govino, et accostait le navire-hôpital présent sur rade.

§ 2.

L'Embarquement des Serbes à bord du « BIEN-HOA ».

1° Aperçu général sur l'embarquement.

L'embarquement des blessés ou malades à bord du *Bien-Hoa* s'est toujours pratiqué, pendant les vingt-huit mois que nous avons faits à bord, pour toutes les vingt-huit évacuations effectuées, par les sabords de charge de la batterie basse. Il y en avait quatre, deux de chaque côté : larges portes métalliques que l'on pouvait fermer hermétiquement en cas de mauvais temps. Remorqueurs, pinasses (aux Dardanelles), chalands et autres genres de bateaux, tous ont pu aussi facilement nous accoster et chaque fois le mode d'embarquement était le même; dans le cas présent, à Corfou, le *Miquelon* chargé de Serbes venait le long de notre bord et se trouvait en communication immédiate avec nous par l'intermédiaire d'une passerelle volante.

Nous commencions par faire embarquer les « couchés »; les brancards passaient directement d'un bord à l'autre sans à-coups, sans peine; une fois franchi le seuil du *Bien-Hoa*, un des médecins chargé spécialement de la distribution des malades dans les services, regardait rapidement la fiche que portait chacun d'eux, ou bien, par un court interrogatoire, s'informait de la maladie ou de la blessure. Les infirmiers, groupés près du sabord de charge, conduisaient immédiatement l'entrant vers la salle indiquée, et là, l'infirmier chef de salle, sous le contrôle du médecin traitant, le faisait placer dans le lit le plus approprié à l'affection dont il était porteur. M. le médecin-chef s'assurait du bon fonctionnement de tous ces rouages, passant d'une salle à l'autre pour revenir au sabord de charge et recommencer encore.

Une fois les « couchés » à bord, c'était le tour de ceux qui pouvaient marcher; le même procédé était employé.

Grâce à la disposition des lits qui permettaient le passage d'un brancard partout, grâce au large escalier à pente douce qui faisait communiquer les batteries entre elles, grâce à l'habileté des infirmiers rompus au maniement des brancards, à la distribution des lits, etc..., l'embarquement se faisait toujours rapidement, dans le meilleur ordre possible; le nombre des malades reçus ayant toujours oscillé entre 450 et 500, l'opération ne durait jamais plus d'une heure et demie.

En principe la distribution était faite de façon que chaque service, chaque salle puisse posséder la même proportion de blessés, de malades; toutefois, les blessés paraissant sujets à l'intervention et les plus graves étaient dirigés systématiquement sur la batterie haute, le plus près possible de la salle d'opérations, dite aseptique.

Enfin, pour terminer cet aperçu général : une fois l'embarquement achevé, chaque malade étant dans ou devant son lit, le médecin passait rapidement, uniquement au point de vue régime. C'est qu'en général, nous avons toujours embarqué nos malades vers dix heures du matin, et il fallait songer avant tout à leur donner à manger. Quelquefois, rarement malheureusement, la fiche dont était porteur le malade avait inscrit le régime qu'il suivait à l'hôpital; la plupart du temps, il fallait, par quelques questions, se rendre compte de la chose, et dans le doute, pour un repas seulement, nous prescrivions le « bouillon-lait » traditionnel. Les régimes ainsi établis, c'était alors la rédaction des papiers pour la cuisine, la préparation des régimes, le repas. Ce n'était qu'après celui-ci, une fois le calme rétabli dans les salles, que le médecin repassait lentement, sûrement, faisait ses diagnostics, ses prescriptions, ses régimes; et puis, cette visite terminée, il passait à la salle d'opérations et y pratiquait les pansements et les interventions qu'il jugeait nécessaires; souvent il avait recours aux rayons X, et un brancard portait le patient dans le cabinet de radiographie.

Chaque jour, matin et soir, la même manière de faire était adoptée. Dans les intervalles des visites, la propreté des salles, les soins divers, les distributions étaient effectués, tout cela soigneusement, conformément à un règlement scrupuleusement suivi.

Revenons aux embarquements tout spéciaux des Serbes à Corfou : dans ce cas particulier, nous avions à faire face à des malades qui, entre autres affections, avaient eu, avaient ou allaient avoir le typhus exanthématique, et aussi, mais en moins grande proportion, le choléra. Nous devions donc prendre immédiatement des mesures de prophylaxie non seulement vis-à-vis des malades, mais encore vis-à-vis de l'équipage, du personnel médical et infirmier.

2° *Quelques mots sur l'étiologie du typhus exanthématique et du choléra.*

a) L'origine réelle du typhus exanthématique est encore mal connue; les uns sont partisans de l'origine spontanée du sein des matières animales accumulées et confinées, et des agglomérations humaines; les autres sont pour la spécificité du typhus. Quoi qu'il en soit, sa contagiosité est extrême, et parmi les causes prédisposantes, il faut mettre en premier lieu l'encombrement, la malpropreté, la misère, la famine; si on ajoute à cela que le typhus se développe particulièrement pendant les saisons froides, nous voyons que l'armée serbe en retraite dans les montagnes glacées de l'Albanie offrait la meilleure prise possible au terrible mal.

Quant à la contagion, elle est soit directe, soit indirecte, et dans ce cas, se fait par tout objet de literie, tout vêtement contaminés par le typhique. Les agents de transmission sont les produits de desquamation cutanée et les produits de sécrétion; mais comme le virus existe dans le sang, — ce qui a été prouvé par des inoculations de sang de typhique (expérience de Moczutkowski sur lui-même), — il est donc clair que les parasites cutanés peuvent être une cause très importante de contagion. Nicol l'a prouvé par des expériences décisives sur le chimpanzé et démontré que les seuls vecteurs, pour ainsi dire, de l'infection seraient surtout les poux du corps.

Si l'on songe à l'état de misère et de malpropreté dans lequel se trouvait l'armée serbe à son arrivée à Corfou, on se rend compte combien devait se propager facilement le typhus exanthématique; on comprend aussi combien il était de la plus grande utilité de détruire, dès l'arrivée des malades à bord, tous ces parasites cutanés porteurs du virus, virus encore indéterminé quant à sa nature : protozoaires, corps flagellés, ou autres.

b) Le choléra possède, lui aussi, sa contagion directe et sa contagion indirecte; les linges, les vêtements, tout objet, souillés par les déjections cholériques, sont autant de vecteurs pour le vibrion; les eaux, principalement, jouent un très grand rôle; et de plus, les agglomérations, les encombrements, la famine, le manque de soins, sont autant de causes prédisposantes et peuvent aussi être des causes déterminantes; quand il existe du microbisme latent. Le choléra n'a pas régné dans l'armée serbe comme l'a fait le typhus exanthématique; peut-être faut-il voir dans les pays froids traversés par les Serbes une cause ayant mis obstacle au développement du bacille virgule, végétant de $+12°$ à $+40°$, dont la température optima est de $37°$.

c) Dans cet état si particulier de misère et de fatigue, nous trouvons aussi toutes les causes d'éclosion et de propagation des autres affections que nous avons rencontrées : tuberculose, dysenterie, rhumatisme, fièvre typhoïde, etc...

3° Désinfection des malades dès leur arrivée à bord.

Puisque les parasites cutanés, principalement les poux, étaient une des grandes causes de propagation du typhus exanthématique, que les vêtements, les linges entrent pour leur part dans le contage du typhus et du choléra, qu'il faut éviter les contacts des malades atteints de ces maladies, d'une part avec leurs camarades, d'autre part avec les étrangers et particulièrement, dans le cas présent, avec l'équipage, le but vers lequel on devait viser était tout indiqué : outre l'éloignement de l'équipage, pratiquer une désinfection des vêtements, de l'individu même, en un mot pratiquer l'épouillage.

Nous agissions alors de la façon suivante : Une fois l'embarquement effectué, une fois faite la distribution des lits, il était ordonné à tous les malades, sans exception, de quitter leurs uniformes et leur linge; les infirmiers passaient et distribuaient à chacun un pyjama. Puis, pendant que tous les malades se couchaient, les infirmiers faisaient un paquet avec les vêtements, linges et souliers de chaque soldat : un numéro correspondant à celui du lit assurait la recherche facile de chaque ballot. Dans un coin de chaque salle, un drap étendu par terre recevait autant de paquets qu'il pouvait contenir, le tout noué et serré bien fortement; on recommençait et reformait autant de grands paquets, jusqu'à ce que tous les malades, sans exception, fussent complètement nus et couchés. Défense absolue était donnée de se lever : nous avons vu que la disposition des cabinets permettait aux malades de s'y rendre sans avoir à quitter l'hôpital. Dociles, très doux, ces braves soldats serbes se pliaient de la meilleure façon du monde à cet ordre de rester alités; pourtant, parmi eux, il y en avait qui, étant seulement fatigués, auraient parfaitement pu circuler sans le moindre inconvénient; mais cette mesure était indispensable pour éviter toute relation possible avec l'équipage.

Les gros paquets de vêtements et de linges, entassés dans des coins de chaque salle, étaient alors portés à l'étuve et à la salle de sulfuration; là les poux et leurs œufs étaient détruits à tout jamais. Les endroits où avaient été placés tous les paquets, littéralement couverts de poux, étaient alors immédiatement lavés au crésyl et badigeonnés au lait de chaux.

Pendant que s'effectuait cette opération de désinfection des vêtements, on procédait dans chaque salle à la désinfection des hommes eux-mêmes : à tour de rôle, ils venaient s'asseoir sur un banc, lequel était placé sur un drap étendu, et à l'aide de la tondeuse très fine, on procédait à la coupe des cheveux, de la barbe et des poils de l'aisselle et du pubis. Une fois l'opération terminée, le malade était dirigé vers une des salles de douche, où des infirmiers, munis de savon à l'oxycyanure, procédaient au nettoyage complet de toutes les parties de son corps. Bien essuyé, bien asséché, le malade revêtait le pyjama qu'on lui avait remis et retournait se coucher. Ajoutons que les poils coupés étaient brûlés dans un des foyers du navire.

Sur les malades graves qui ne pouvaient quitter le lit, toutes ces opérations étaient naturellement effectuées avec les ménagements et les précautions que nécessitait leur état.

Les vêtements désinfectés n'étaient pas remis aux malades; ceux-ci, pendant tout leur séjour à bord, conservaient leur pyjama; ce n'était qu'au moment du débarquement que nous leur rendions leurs linges et vêtements, qui avaient même été pour la plupart passés au fer chaud, moyen radical pour y détruire les œufs de toutes sortes de parasites; ils quittaient ainsi le *Bien-Hoa* dans les meilleures conditions prophylactiques, laissant à leur lit le pyjama de la traversée.

Immédiatement commençait la désinfection des salles, ce dont nous reparlerons plus loin.

Ce que nous venons de voir se rapporte à l'embarquement des Serbes et aux moyens que nous employions pour les débarrasser, dans la mesure du possible, de toutes les causes déterminantes ou adjuvantes du typhus. Voyons maintenant ces malades à bord, autrement dit, examinons les trois évacuations des Serbes provenant de Corfou que nous avons effectuées.

4° Les malades à bord. — Les maladies constatées.

Le *Bien-Hoa* a fait deux évacuations de Serbes de Corfou à Bizerte, et une troisième de Bizerte à Mers-el-Kébir (près d'Oran); cette dernière entre nettement dans la catégorie de celles de Corfou, car ces malades, pris à Bizerte, provenaient depuis peu de l'île grecque; elle était faite surtout pour décongestionner la région de Bizerte.

a) PREMIÈRE ÉVACUATION DES SERBES DE CORFOU.

Elle eut lieu du 11 au 18 mars 1916; c'était la huitième évacuation du navire-hôpital *Bien-Hoa*. Le point d'arrivée fut Bizerte; nous y avions laissé quelques malades, qui furent dirigés sur l'hôpital maritime de Sion; puis le reste fut débarqué à Sidi-Abdallah, localité située sur le lac de Bizerte; là se trouvaient l'hôpital maritime permanent et deux immenses hôpitaux temporaires, maritimes aussi.

Donc, le 11 mars, en rade de Corfou, nous recevions 450 Serbes; ils provenaient tous de l'île de Vido. Après les soins immédiats d'épouillage expliqués plus haut, nous nous étions renseignés au sujet de la vaccination anticholérique. Tous avaient reçu la première dose de vaccin, soit 1 c³, plusieurs, les deux. Le restant, soit 267 malades, reçurent à bord la deuxième dose (^{3}). Quelques jours auparavant, le 8 mars, l'équipage du *Bien-Hoa*, officiers compris bien entendu, soit 330 hommes, avait reçu la première dose du vaccin anticholérique, et le 14 mars, il recevait la deuxième dose.

Aucun cas suspect n'a été observé parmi les hommes du bord.

Voici de quelle manière générale se distinguaient nos 450 malades :

Malades relevant d'une spécialité...............	4
Malades graves.................................	28
Malades moyens................................	158
Malades légers................................	236
Fièvres typhoïdes et embarras gastriques fébriles.	24

Sur ce nombre, trois décès : l'un suite de tuberculose pulmonaire, les deux autres suite de myocardites. Dans le premier cas, l'autopsie nous montra deux poumons infiltrés entièrement de granulations grises, avec sommets largement occupés par de vastes cavernes. Quant aux deux myocardites, l'autopsie ne nous décéla de lésions qu'au cœur : celui-ci était dilaté; pas de lésions visibles à l'œil nu, mais il était mou, flasque, s'étalant, présentant la classique teinte feuille morte; en un mot : myocardite, cœur forcé, cœur intoxiqué. De plus, les valvules auriculo-ventriculaires et les valvules sigmoïdes étaient épaisses, moins souples, et sur leurs faces (surtout faces auriculaires pour les valvules auriculo-ventriculaires et faces ventriculaires pour les valvules sigmoïdes), on voyait et sentait de petites granulations : nous nous trouvions, en outre, en présence d'une endocardite. Enfin, à l'ouverture du péricarde, nous avions trouvé un épanchement de liquide citrin peu abondant.

Les maladies constatées pouvaient se grouper de la façon suivante :

1° *Troubles cardiaques*. — C'étaient alors des hypertrophies, des tachycardites, des endocardites, des myocardites, des lésions valvulaires. Si beaucoup de ces Serbes mouraient d'une affection cardiaque, c'est que les infections multiples, les intoxications, le surmenage intense, l'énorme fatigue, les épreuves si pénibles et si déprimantes de la retraite en étaient les causes plus que suffisantes. De multiples syncopes mortelles avaient été constatées à Corfou : personnellement, nous en avons vu deux, alors que ces malheureux circulaient sur une route, sans se douter que brusquement la mort allait les faucher; à bord, deux décès, comme nous l'avons vu, étaient dus à des syncopes.

2° *Troubles névritiques*. — Cette affection fut rencontrée très souvent parmi nos malades; nous en reparlerons plus loin.

3° *Douleurs rhumatoïdes*. — Fréquentes, elles siégeaient principalement aux articulations tibio-tarsiennes et du genou, et n'offraient rien de particulièrement intéressant.

4° *Les affections gastro-intestinales*. — Depuis l'embarras gastrique simple, avec ses symptômes nets, jusqu'à la fièvre typhoïde avec aussi ses symptômes caractéristiques, en passant par certains états intermédiaires se rapprochant beaucoup de la fièvre typhoïde sans en posséder les signes précis; enfin, les paratyphoïdes A et B.

5° *Bronchites; tuberculose pulmonaire*. — Nombreuses étaient les affections pulmonaires, chose facilement compréhensible quand on songe à la façon dont s'était effectuée la retraite : froid, fatigue, humidité, famine, tout cela favorisait grandement les atteintes des bronches et par dessus tout l'évolution du bacille de Koch. Que de sommets douteux, que de bronchites suspectes, que de foyers de tuberculose nettement formés! D'ailleurs, nous eûmes un décès dû à la tuberculose pulmonaire. Nous devons signaler aussi quelques congestions, mais pas de pneumonies, de broncho-pneumonies, de pleurésies.

En somme, pour cette évacuation, prédominance d'affections cardiaques, de névrites, d'états typhiques, d'états fébriles avec symptômes identiques à ceux qu'on rencontre dans le typhus exanthématique aux périodes d'incubation, d'invasion, mais avec l'éruption en moins; prédominance aussi de manifestations se rattachant aux complications de cette dernière maladie; or, parmi celles-ci, on cite surtout les myocardites, les névrites, les otites (nous en avions quatre), les phlegmons, les adéno-phlegmons (nous en avions ouvert deux). Il nous semble juste d'expliquer l'absence de la période d'éruption par le peu de temps (sept jours) passé à bord par nos malades; nous pouvions, de ce fait, ne les avoir qu'aux périodes d'incubation, d'invasion et de terminaison; ils allaient avoir, ou ils avaient eu, la maladie et nous les désignions comme suspects de typhus aux médecins qui les recevaient au débarquement. D'ailleurs, si à Corfou (Vido, Govino) il nous a été signalé de nombreux cas de typhus exanthématique avec ses caractères éruptifs, de même aux hôpitaux de Sidi-Abdallah les cas multiples observés sont venus confirmer nos diagnostics.

Pour terminer et compléter l'exposition de cette première évacuation de Serbes, disons qu'il fut fait 131 pansements (grands, moyens et petits), presque tous de plaies survenues au cours de la retraite, d'ulcères, mais pas de blessures de guerre proprement dites.

b) DEUXIÈME ÉVACUATION DES SERBES DE CORFOU.

Ces Serbes venaient bien de Corfou, mais notre évacuation se fit de Bizerte, ou plus exactement de Sidi-Abdallah, à Mers-el-Kébir. Beaucoup d'entre eux, sans être malades au sens propre du mot, étaient surtout des fatigués, des épuisés. Leurs diagnostics étaient : fatigue générale, misère physiologique, ce qui était parfaitement exact; aucune lésion organique, si ce n'est le fameux cœur forcé. Dès lors, ce séjour sur un navire-hôpital, dans la tranquillité, loin de tout contact infecté, bien soignés, bien nourris, au grand air pur du large, venait compléter celui qu'ils avaient fait dans un hôpital de Sidi-Abdallah, dans une région surchauffée par le soleil destructeur de microbes. C'était suffisant pour commencer à les remettre rapidement sur pied, et il n'y avait plus besoin que d'une convalescence, bientôt suivie de la parfaite guérison.

Le bord, matériel et personnel, avait été largement désinfecté auparavant. Des milliers de poux avaient été encore découverts (et détruits), dans la literie surtout. Enfin, une fois prêts de notre côté, le charbon terminé de l'autre, nous avions reçu 456 Serbes, parmi lesquels 6 officiers.

Cette évacuation, la neuvième du *Bien-Hoa*, s'effectua du 22 au 24 mars. Elle comprenait surtout des malades atteints de fatigue générale : cependant une quinzaine présentaient de l'hyperthermie et dépassaient 38° 5; c'étaient des embarras gastriques mais très suspects; aucune éruption ne fut constatée. Pas de poux non plus et, malgré cela, le même traitement de douches et de désinfection fut employé.

Quelques embarras gastriques simples très bénins furent à signaler pendant la traversée, sans autres complications; ils étaient dus très souvent à un « abus de pain ». C'était encore un trait caractéristique de la misère de ces malheureux, que ce désir de pain qui les possédait tous. Aussi bien dans les hôpitaux de Corfou, de Bizerte, que sur les navires-hôpitaux, l'impression était toujours la même : réclamation véhémente de pain, même de la part de ceux dont l'état de santé nécessitait une diète plus ou moins complète. Que de « leba! leba! » (du pain! du pain!) n'avons-nous pas entendus!

Outre ces embarras gastriques, ces misères physiologiques, ces amaigrissements, ces faiblesses générales, nous devons signaler des bronchites aiguës sans fièvre, sans aucune espèce de gravité.

Nous arrivions à Mers-el-Kébir, après une traversée idéale,

pendant laquelle presque tous nos malades avaient pu rester continuellement au bon air sur le pont, garantis par les tentes.

c) TROISIÈME ÉVACUATION DES SERBES DE CORFOU.

Malgré les soins minutieux apportés dans la destruction des poux, nous en avions trouvé, après le débarquement à Mers-el-Kébir, une quantité notable non seulement dans la literie, mais encore chez les infirmiers, les médecins. Nous devons dire, d'ailleurs, qu'après chaque visite passée dans les salles, nous trouvions toujours dans notre propre linge de corps quelques-uns de ces terribles parasites. Naturellement, nous nous entourions de tous les soins possibles pour les détruire, sous peine de colporter ailleurs le typhus exanthématique.

Le 25 mars commençait à se déclarer parmi le personnel infirmier, donc sept jours après le débarquement des malades de la première évacuation, le premier cas de typhus; trois autres infirmiers devaient suivre, plus un maître-mécanicien. Nous en reparlerons plus longuement. Dès lors, nous procédâmes à une désinfection encore plus minutieuse de l'hôpital, du personnel, du matériel.

Le 2 avril, de retour à Corfou, nous y embarquions, ainsi que le 4 et le 5, 437 Serbes, plus 3 prisonniers civils et 13 Français, dont 1 officier, 1 sous-officier, 8 soldats, 3 marins. Les mesures de désinfection habituelles furent suivies d'une façon plus rigoureuse encore que lors des deux premières évacuations et aussi rapidement. Quarante-huit heures après l'embarquement, tous avaient été soigneusement douchés, lavés, frottés, tondus, les vêtements étuvés, et le 6 nous appareillions pour arriver le 8 à Sidi-Abdallah; c'était la dixième évacuation du navire-hôpital *Bien-Hoa*. Nos malades se répartissaient ainsi :

Blessés		14
Malades graves		15
Malades moyens		74
Malades légers		333
Contagieux	Fièvre typhoïde	9
	Typhus	1
Aliéné		1

Les décès furent au nombre de trois; deux d'entre eux étaient dus à la tuberculose pulmonaire au troisième degré : granulations grises, tubercules, cavernes furent aisément trouvés à l'autopsie. L'autre décès faisait suite à une cachexie profonde, conséquence d'une maladie infectieuse; en effet, l'autopsie nous permit de découvrir comme uniques lésions une myocardite et une péricardite avec épanchement, complications fréquentes de maladies infectieuses. C'était donc une cause de décès analogue à celles de notre première évacuation de Corfou.

Les maladies que présentaient nos Serbes étaient les suivantes :

1° Surtout, de la misère physiologique. Déjà nous avons parlé de cet état d'épuisement d'une multitude de soldats serbes, dû aux privations, à la fatigue et quelquefois à une infection antérieure. L'aspect de l'individu était caractéristique : on voyait, se promenant lentement, errant plutôt, un individu maigre, osseux, aux yeux ternes et creux, aux pommettes saillantes, au teint terreux; ses vêtements semblaient avoir été faits pour un corps deux fois gros comme le sien; ses jambes, semblables à deux minces fuseaux, flottaient lamentablement dans l'ouverture des chaussures soulevées comme à regret et ayant grande peine à décoller leurs talons du sol. En attendant son tour de passer à la désinfection, ce fantôme vivant se dévêtait, et simplement couvert d'un caleçon, d'une chemise serrée à la taille par une ceinture brodée par une femme, une mère, une fiancée, les pieds enfouis dans les inévitables et énormes souliers, la tête ne faisant qu'un avec le calot serbe, le malheureux circulait ainsi, doucement, dans les salles, se laissant vivre, sans penser à rien autre que d'avoir du pain, du « leba »! Nous avons eu la curiosité de mesurer et de peser plusieurs d'entre eux, et parmi eux nous avons obtenu les stupéfiants chiffres suivants pour le plus grand et le plus maigre : hauteur 1ᵐ 86; poids 38 kilos!...

Il fallait surtout accorder la tranquillité à ce genre de malades, les nourrir, les fortifier, soutenir leurs cœurs, qui ne demandaient que la plus petite occasion, le moindre effort, pour cesser de battre.

A côté d'eux, et non moins déprimés, se trouvaient les « fatigue générale ». Ceux-ci différaient des précédents parce que leur état avait une cause déterminée, une maladie aiguë, tout spécialement la fièvre typhoïde et surtout le typhus exanthématique, affections signalées dans leurs antécédents par les fiches délivrées par les hôpitaux de Govino et de Vido.

2° La tuberculeuse pulmonaire, les bronchites suspectes.

3° Les rhumatismes articulaires.

4° Les névrites avaient été constatés en assez grand nombre, avec leurs caractères particulièrement intéressants.

5° Nous avions aussi un bon nombre d'embarras gastriques simples, fébriles, de fièvres typhoïdes, comme aux précédentes évacuations. Nous les diagnostiquions d'après leurs symptômes, leurs caractères permettant de les différencier, ou à l'aide de la fiche qu'ils avaient en entrant à bord, et que nous n'avions qu'à vérifier. Parmi ces affections, notons une rechute de fièvre typhoïde avec forte élévation thermique.

6° Spécialement signalons un cas net de typhus exanthématique, le seul typique que nous ayons pu surprendre au moment de l'éruption. Il provenait de l'île Vido; c'était un jeune soldat de dix-sept ans, qui portait sur sa fiche de provenance : « tuberculose pulmonaire et méningisme ». Nous constations une température élevée (40°5) avec céphalée violente, langue rôtie, et une éruption pétéchiale siégeant à la poitrine, à l'abdomen, aux cuisses, aux membres supérieurs, mais respectant la face; pas actuellement de signes de méningite, pas de gargouillements, pas d'épistaxis; constipation avec urines rares et foncées, faiblesse extrême et insomnie. C'était donc net. Bientôt l'amélioration se fit sentir, la température diminuait, le sommeil revenait; enfin, nous pouvions le débarquer à Sidi-Abdallah en excellente voie de guérison, bien que possédant encore de la fièvre et étant très abattu.

Un autre cas nous mettait en présence d'un jeune soldat, chez qui prédominait surtout une forte température, avec selles liquides, état général très mauvais; une vague pigmentation de la peau pouvait faire penser que nous nous trouvions à la

fin de la période d'éruption, qui se prolongeait et se compli-
quait par un état dysentériforme tenace. De fait, le chlorhydrate
d'émétine et l'huile camphrée eurent raison de ce malade, qui
débarqua, lui aussi, en voie de guérison.

7° Ceux qui étaient catalogués blessés étaient plutôt des
malades réclamant des soins chirurgicaux, car parmi eux il
n'y avait aucune blessure de guerre. Ces quatorze blessés
avaient : des adénites (cervicales, inguinales), des parotidites,
des abcès, des eschares, des plaies ulcérées aux jambes, aux
pieds, aux orteils. Or, si on songe aux complications externes
faisant suite au typhus, on s'apercevra qu'elles ne sont pas
autres que ces différentes plaies énumérées; les eschares et les
plaies ulcérées ont plutôt trait aux complications des névrites,
mais elles-mêmes entrent aussi dans celles du typhus. Ces
plaies furent soignées comme il convenait, nécessitant deux
débridements, un drainage et soixante-trois pansements.

d) CONCLUSIONS TIRÉES DE CES TROIS ÉVACUATIONS DES SERBES DE CORFOU.

a) En somme, ce qui prédominait surtout et ce qui nous a
frappé particulièrement chez ces Serbes provenant de la si
pénible retraite, ce sont, d'une part, cette fameuse misère
physiologique et les névrites; d'autre part, les affections cardiaques et ces états typhiques n'ayant pourtant pas les
caractères propres et précis de la fièvre typhoïde.

Les cinq hommes du bord et les deux soldats serbes cités plus
haut eurent, eux aussi, en outre d'une éruption bien nette, cet
état particulier; cela venait donc compléter l'opinion que nous
nous étions déjà faite sur nos malades, à savoir : la présence
de multiples cas de typhus exanthématique, ou de leurs complications. Dans celles-ci, les complications cardiaques entrent
pour une bonne part : voilà donc déjà une explication des
nombreuses affections du cœur constatées, mais il faut y joindre
les nombreuses causes émanant de maladies infectieuses variées
et multiples, parmi lesquelles le rhumatisme, si fréquemment
rencontré au cours de ces évacuations.

— 34 —

b) Nous n'insisterons pas davantage sur la misère physiologique dont nous avons déjà parlé, ni sur la tuberculose pulmonaire, qui produisit des ravages chez ces organismes débilités, en état de moindre résistance; elle régnait malheureusement en maîtresse.

c) Quant au choléra, dont nous avons cité le nom au début, là encore nous n'avons pu en constater de cas nettement caractérisés, et cependant, on nous en a signalé dans les hôpitaux de Sidi-Abdallah, qui ne recevaient leurs malades que des navires-hôpitaux. Il est vrai que le syndrôme est réalisé cliniquement par un certain nombre d'états morbides qu'il n'est pas toujours aisé de distinguer du choléra vrai. Cette apparence similaire paraît répondre à une pathogénie commune : l'intoxication; et des poisons vulgaires, des poisons bactériens issus d'autres micro-organismes que du bacille virgule, entre autres du colibacille, peuvent produire des infections dont les analogies sont telles, que la bactériologie seule permet un diagnostic précis. Nous pouvons, en tout cas, affirmer n'avoir jamais constaté de selles à grains riziformes chez nos malades suffisamment atteints pour être maintenus absolument au lit; les autres, naturellement, se rendaient eux-mêmes aux cabinets, où la recherche de semblables selles était matériellement impossible. Mais, certes, des diarrhées avec soif, lassitude générale, gastro-entérite en un mot, des vomissements plus ou moins bilieux, des douleurs ressemblant plus ou moins aux crampes signalées dans le choléra, des faciès cachectiques rappelant le faciès cholérique, des états de prostration, enfin, des symptômes qui sont habituellement signalés dans le choléra, ont été fréquemment rencontrés à bord. Seulement ce sont, là aussi, des symptômes appartenant, les uns aux états typhiques, les autres aux états de cachexie consécutifs à quelque infection; aussi, manquant de signes réellement nets, nous ne pouvions, au sujet du choléra, que signaler ces cas de gastro-entérites pouvant faire suspecter le malade, afin de le faire surveiller encore, une fois débarqué.

d) Les névrites.

Nous avons signalé des troubles névritiques, surtout fréquents parmi nos malades de l'évacuation première, du 11 au 18 mars; ils étaient assez caractéristiques et assez nombreux pour attirer spécialement notre attention. Ils prenaient leur étiologie encore dans les conditions si défectueuses dans lesquelles se trouva l'armée serbe pendant sa traversée albanaise; le froid, les passages de nombreuses rivières entre Scutari, Durazzo et Valona en étaient les causes favorisantes, tout comme celles des infections diverses : le choléra (nombreux cas à Scutari), la typhoïde, le typhus exanthématique, le typhus récurrent, dont on a aussi signalé des cas. Nous trouvions peu de névrites dans les deuxième et troisième évacuations. Analysons donc les cas et les symptômes observés au cours de la première.

Sur 450 malades, 111 névrites, dont les caractères étaient les suivants :

1° *Début*. — Toujours une gelure antérieure; celle-ci remontait soit à janvier, soit à décembre ou à novembre, donc trois à cinq mois avant le moment où nous voyions le malade.

2° *Aspect des téguments*. — Presque constamment, de l'œdème plus ou moins marqué de la face dorsale des pieds. Puis beaucoup de plaies ulcéreuses, à bords atones, difficiles et lentes à cicatriser, siégeant sur les orteils, les talons, les régions rétro-malléolaires; ou bien des rougeurs, des aspects violacés des extrémités; ou encore des cicatrices de plaies.

3° *Troubles trophiques*. — Presque tous avaient des ongles fendillés, striés, cassants ou déformés, quelques-uns même présentaient des chutes de quelques ongles. Ajoutons des hypersécrétions sudorales, surtout au niveau des orteils et des pieds. Enfin, nous notions la coloration rougeâtre, violacée, soit des extrémités entières, soit par plaques, de la desquamation cutanée par zones, de l'épaississement des bords des pieds.

4° *Atrophie musculaire*. — Nette et appréciable chez les quatre cinquièmes de nos névritiques, depuis la fonte juste perceptible jusqu'à l'amincissement considérable, soit et surtout des jambes, soit de tout le membre inférieur.

5° *Spasmes, crampes*. — Étaient, avec les douleurs que nous signalons plus loin, les signes les plus caractéristiques de ces cas de névrites. Ces crampes survenaient surtout la nuit, réveillant le malade, l'empêchant de se rendormir; elles siégeaient par dessus tout dans les mollets, puis, mais en moindre fréquence, dans les pieds, les genoux, le membre inférieur, rarement les mains. C'était le symptôme sur lequel le malade attirait le plus notre attention.

6° *Motilité*. — Elle était diminuée chez le quart des malades. Quant à la marche, nulle dans le septième des cas, difficile dans le cinquième, elle était très douloureuse dans le quart.

7° *Sensibilité*. — Il fallait examiner la sensibilité spontanée et la provoquée; la première se caractérisait par des douleurs à exacerbation (crampes signalées plus haut), douleurs surtout nocturnes aussi et siégeant soit dans les muscles, soit dans les articulations, soit dans les os; les malades les comparaient à des sensations de brûlures. L'association de ces douleurs et de ces crampes était caractéristique et se retrouvait dans les quatre cinquièmes des malades. La sensibilité provoquée était, dans la moitié des cas, de l'anesthésie, siégeant surtout à la face dorsale des pieds, aux mollets, puis en second lieu, aux faces palmaires, aux genoux ou au membre inférieur en entier. Quelques-uns seulement, rares en somme, avaient de l'hyperesthésie.

L'examen électrique des muscles et des nerfs aurait dû compléter l'examen de ces névrites; le temps et les appareils nécessaires nous faisaient malheureusement défaut. Quoi qu'il en soit, les symptômes signalés plus haut suffisaient déjà amplement pour les caractériser.

5° *Soins donnés aux malades*.

C'étaient surtout des soins médicaux, à part plusieurs plaies soit pansées, soit débridées, soit drainées.

Ils n'offraient aucune particularité.

Les malades fatigués, les « misères physiologiques » étaient uniquement traités par les reconstituants habituels (cacodylate de soude, arsenic, potion tonique, frictions alcoolisées); leurs cœurs étaient soutenus par la spartéine, la caféine, l'huile camphrée.

Les tuberculeux, outre un traitement à peu près similaire, étaient redevables de révulsions locales. Des œufs en supplément leur étaient distribués. Aux tousseurs, aux bronchitiques, était appliquée la médication calmante et révulsive.

Il était dommage que la disposition des lieux ne se prêtât point à une installation pratique de baignoires pour la balnéothérapie des typhiques ou d'autres maladies à l'occasion; les quelques-unes que nous possédions servaient constamment pour la désinfection de tous nos malades; en outre, leur situation les éloignait par trop des lits des salles, le passage du patient de son lit à son bain, et inversement, n'aurait certes pas été favorable à l'évolution de son affection. Mais en revanche, il nous était très facile d'employer le drap mouillé, les lotions froides, qui étaient en pratique courante.

Aux névritiques, nous donnions les calmants habituels; nous surveillions les complications; nous luttions contre l'atrophie musculaire par les frictions, les massages, et une mobilisation prudente prévenait les rétractions fibro-tendineuses.

Comme soins, le typhus exanthématique ne différait guère de la fièvre typhoïde, mais le cœur par dessus tout était à surveiller; beaucoup de nos malades avaient tendance au rythme embryocardique; aussi, les médications cardiaques avaient-elles, là encore, leur emploi.

Les soins chirurgicaux se bornaient, pour la plupart, à des pansements, outre quelques petites interventions pratiquées çà et là.

Ils ne différaient en rien de ceux en usage dans les divers hôpitaux; cependant, nous devons signaler l'emploi courant que nous faisions d'un liquide fabriqué à bord; il nous avait déjà donné d'excellents résultats pendant l'expédition des Dardanelles, où nous avions alors à traiter de grands blessés. Nous voulons parler du sérum de Locke, renfermant les principes du sang, et ainsi composé :

$$
\text{Liquide de Locke..}\begin{cases}
\text{Chlorure de sodium} \dots\dots\dots & 9 \quad \text{grammes.} \\
\text{Chlorure de calcium} \dots\dots\dots & 0,20 \ \text{centigram.} \\
\text{Chlorure de potassium} \dots\dots & 0,20 \quad — \\
\text{Carbonate de soude} \dots\dots\dots & 1 \quad \text{gramme.} \\
\text{Glycose} \dots\dots\dots\dots\dots & 1 \quad — \\
\text{Eau distillée bouillie} \dots\dots & 1000 \quad —
\end{cases}
$$

Nous avons constaté que sous son action, les plaies arrosées et pansées au sérum de Locke, se modifiaient rapidement et en quelques jours se dirigeaient vers la guérison, alors qu'auparavant elles restaient à peu près stationnaires. Les plaies infectées, elles aussi, se trouvaient bien de cette médication; mais c'était surtout le tissu musculaire qui semblait se revivifier sous l'œil de l'observateur.

Les décès. — Quand un décès survenait en rade de Corfou, immédiatement avis en était donné au commandant de rade, et le service de santé de terre se chargeait de l'inhumation. Quand pareil cas survenait en mer, deux situations se présentaient : ou bien le lieu d'atterrissage était à peu de distance; alors le corps, dans son cercueil, était mis dans l'amphithéâtre et dès l'arrivée était descendu à terre; ou bien nous étions trop éloignés des côtes : le cadavre, soigneusement cousu dans un suaire, lesté de gueuses (lourdes pièces de fer), était placé sur la table de l'amphithéâtre, et glissant par son propre poids et grâce à une inclinaison progressive donnée à la partie supérieure mobile de la table, était immergé le matin de bonne heure, ou le soir à la tombée de la nuit, devant les aumôniers, le médecin-chef et le commandant.

Fait important à noter : Quand un décès avait eu lieu, la literie était immédiatement transportée dans l'étuve, et le lit démonté était nettoyé, frotté, lavé au crésyl; l'emplacement du lit était lavé au crésyl, et enfin passé au lait de chaux.

L'autopsie avait toujours été pratiquée; elle nous confirmait l'affection dont le malade était porteur.

§ 3.

Soins du personnel infirmier.

Il était d'extrême nécessité de prendre de grandes précautions, d'abord à cause de la contagiosité du typhus exanthématique, et de la facilité avec laquelle les poux pouvaient le transmettre, et aussi à cause de la promiscuité dans laquelle vivait le personnel infirmier et les médecins, en dehors du service, avec tout le personnel de l'équipage.

Nous, médecins, nous avions grand soin de serrer par des liens nos manches de blouses, ainsi que le bas de nos pantalons, et nous ne manquions pas, une fois la visite passée, d'inspecter minutieusement nos vêtements et linges, afin d'y déceler la présence de ces désagréables parasites, et nous passions à notre salle de bains et douches.

Quant aux infirmiers, nous leur ordonnions une coupe générale de cheveux. Puis ils devaient quitter, avant de sortir de l'hôpital, une fois le service terminé, les vêtements qui venaient de servir, car autrement ils auraient emporté avec eux, des poux cueillis au passage et au cours des soins donnés. Aussi les infirmiers passaient-ils à la douche, revêtaient-ils du linge propre, et de la sorte, ils pouvaient fréquenter l'équipage. Plusieurs fois par jour, nous les obligions à ces lavages entiers. Dans les salles, ils liaient eux aussi le bas de leurs pantalons et leurs manches. Une surveillance rigoureuse était faite pour que ces soins fussent strictement suivis; et d'ailleurs ils le furent.

Malgré ces précautions méticuleuses, cinq cas de typhus s'étaient déclarés : quatre parmi les infirmiers, un parmi l'équipage. Nous allons exposer leurs observations :

Michel L..., maître-mécanicien.

Début le 25 mars 1916, le soir, par de la céphalée vive, attribuée aux fatigues du charbon et à l'influence du soleil.

Le 27, la céphalée persiste, avec vomissements, lumbago, saignement de nez ; la température était 38° 9. — Le 28, elle monte le soir à

39° 5. — Le 29, elle se maintient à 38° 9 et 39° 3 ; apparaît alors un exanthème pétéchial généralisé sauf à la face qui est vultueuse ; les yeux sont brillants. — Les 30 et 31, la température oscille entre 38° 1 et 38° 8, mais le pouls n'atteint pas plus de 104. — Le 31 mars, le faciès est toujours vultueux, la céphalée est moins vive, mais la courbature, la lassitude sont très grandes ; il y a de l'insomnie ; la langue est très saburrale. L'éruption pétéchiale, confluente sur l'abdomen, la poitrine et les membres inférieurs, la face interne des cuisses, paraît au niveau des flancs, sous forme de taches violacées plus étendues. Le ventre est souple, non douloureux.

La rate peu volumineuse est percutable sur une étendue de quatre centimètres.

Les selles, diarrhéiques, sont peu abondantes (3 dans les 24 heures) ; les mictions sont fréquentes et abondantes.

Les bruits du cœur sont rapides, un peu assourdis. Le pouls est à 96.

1er avril : la température oscille entre 38° 3 et 39° 1 et le pouls entre 92 et 104. L'analyse des urines décèle de la mucine et de l'albumine (0 gr. 25 par litre). Le malade présente un peu de délire le matin, puis tombe dans un état de stupeur assez accusé ; le faciès est violacé ; le pouls faiblit ; grande courbature. C'est dans cet état grave que notre malade fut évacué, le 2 avril, sur l'hôpital militaire de l'Achilléion (ancienne propriété de l'ex-empereur d'Allemagne, à Corfou). Nous apprîmes, dans la suite, le décès de notre infortuné maître-mécanicien.

Victor E..., matelot infirmier.

Début le 25 mars, par un petit état fébrile, un peu de courbature, mais le 26, la température atteignait 39°, 39° 3 ; le 27, elle était à 39° 5 et 40°, et le 28, à 40° 2 et 40° 2 ; ce jour, céphalée violente, faciès un peu vultueux, œil brillant. On nota quelques taches discrètes roses, saillantes, sur la poitrine, le ventre, les cuisses (face interne). La rate est augmentée de volume (12 centimètres), douloureuse au palper. Pas de kernig, mais rachialgie assez vive. Langue blanche au centre, rouge vif sur les bords.

Le 29 mars, la température se maintient toute la journée entre 40° et 40° 3. L'éruption est plus accusée, plus généralisée, plus confluente ; on constate sur la peau le signe de la raie blanche (produite par l'ongle, raie ayant ensuite en son milieu une raie rouge, et les zones blanches persistant assez longtemps).

La rate est toujours douloureuse ; la céphalée est très vive.

— 41 —

Le malade tousse et expectore un crachat sanglant : il y a de la submatité dans les deux poumons, surtout en arrière, aux bases; la respiration est soufflante; il y a quelques râles de congestion très fins au niveau des gouttières vertébrales à la base; la toux est fréquente. Le pouls est régulier à 120. Les selles sont diarrhéiques, les mictions peu abondantes (2 par 24 heures).

Le 30 mars, la température oscille toujours entre 39° 9 et 40° 3, le pouls entre 118 et 120. L'éruption est plus confluente que les jours précédents; elle s'étend sur tout le corps, sauf à la face, et particulièrement au niveau des membres supérieurs, avant-bras surtout. La langue est très saburrale, la céphalée très vive, la toux persistante; l'expectoration est purulente; rien de nouveau à l'auscultation. Le pouls est régulier. Les bruits du cœur sont sourds, lointains, la pointe n'est pas perceptible. La rate est douloureuse, moins volumineuse. Quelques douleurs abdominales. Selles peu abondantes nécessitant un lavement. Urine : 1,800 grammes en vingt-quatre heures. — Après un bain donné à dix-neuf heures, grande fatigue, perte de connaissance, un peu d'agitation ensuite; pouls rapide, mou, filant.

Le 31 mars, la température a légèrement baissé, elle est entre 39°6 et 39°9. Agitation pendant la nuit, puis un peu de sommeil et stupeur; le faciès est moins congestionné; le malade répond aux questions. L'éruption qui s'est étendue à tout le corps (moins la face), est en voie de régression.

La rate est toujours douloureuse, volumineuse. Mêmes caractères des bruits du cœur, mais le pouls est mieux frappé.

Appareil respiratoire : matité en arrière des deux poumons. Respiration soufflante, obscurité respiratoire par foyers, vibrations conservées, toux moins fréquente et expectoration presque nulle.

Agitation et un peu de délire dans l'après-midi.

1er avril : température entre 38° 7 et 39° 5. Après lavements, quelques matières sont évacuées en petite quantité. Urines : rares, albumine (10 pour 1000), mucine. L'état est sans changement; le malade est agité par moments, il ne répond pas aux questions; le pouls est faible et rapide. Rythme embryocardique du cœur.

2 avril : évacuation sur l'Achilleion dans un état de faiblesse toujours accentué; le malade ne s'alimente pas. Pas de selles.

Nous avons appris dans la suite que dès l'arrivée à l'Achilleion le mieux parut pour aller s'affirmant et finalement la guérison complète s'ensuivit.

Louis C..., matelot infirmier.

Début par céphalée et courbature le 24 mars; puis le 26, visage vultueux avec céphalée plus accentuée et fièvre (38°4 et 38°8). La température qui le 27 était à 37°6 et 37°8, monte le 28 à 38°4 et 39°7. Le facies est vultueux, l'œil brillant, la langue saburrale (bords rouge vif, centre blanchâtre). Une éruption papuleuse assez disséminée et discrète paraît, surtout au niveau de la poitrine, de la face interne des cuisses et sur le ventre. Selle liquide.

Le 29 : température 38°4 à 39°3; céphalée, rachialgie, pas de kernig; la rate est augmentée de volume, matité de 8 centimètres.

Le 30 : température 38°6 à 39°5; pouls à 92. L'état général est assez satisfaisant, l'éruption est plus étendue, moins visible; toujours céphalée.

Le 31 : température 39°1 à 39°8; pouls à 108. Le facies est moins vultueux, la langue reste rouge à la pointe; éruption en voie de régression. Les bruits du cœur sont sourds, lointains, à tendance embryocardique; le pouls est un peu déprimé; la rate est moins perceptible à la percussion (3 centimètres). Une selle liquide dans les vingt-quatre heures.

Le 1er avril : température 39°5 à 39°7; pouls à 108, 112. Deux selles. Urines assez abondantes, présence de mucine, traces d'albumine.

Le malade se sent un peu plus fatigué, son facies est toujours très vultueux, ses conjonctives très injectées. Mêmes symptômes au cœur.

2 avril : 39°1. Un peu d'amélioration dans l'état général. Évacué sur l'Achilléïon, où l'amélioration va continuer, les symptômes régresser et la convalescence survenir.

Charles de A..., aide-infirmier, matelot sans spécialité.

Début brusque le 25 au soir par de la céphalée et 39°2 de température.

Le 26 mars : 39°4 et 39°8; le 27 : 39°5 et 39°9, et l'éruption apparaît avec signe de la raie blanche.

Le 28 : 40°2 et 39°5; l'éruption est généralisée, confluente (sauf à la face); la langue est saburrale; la céphalée est forte; la rate est percutable mais pas très volumineuse.

Le 29 et le 30, la température oscille entre 39° et 40°. Pas de selle. Urine : 1,500 grammes.

Le 31 mars : température 39°1 à 39°6. Facies non vultueux; langue à peine saburrale, céphalée moins vive. L'éruption pétéchiale est en voie de régression; la rate est encore sensible et douloureuse à la palpation (6 à 7 centimètres).

Appareil respiratoire : quelques râles sibilants en arrière; bronchite légère.

Appareil circulatoire : pouls assez bien frappé, oscillant entre 84, 96, 116. Les bruits du cœur sont un peu sourds, lointains, ont tendance à l'embryocardie.

Appareil auditif : depuis la veille, l'acuité auditive est diminuée.

Urine : 1,500 grammes; présence d'albumine. Deux selles liquides.

1er avril : la température remonte à 39°5, à 40°, avec pouls à 104 et 116; l'état est stationnaire. Signes de myocardite; surdité bilatérale plus accusée.

2 avril : un peu d'amélioration. Evacué sur l'Achilleion.

Ce malade aussi continua à mieux aller et fut guéri.

Baptistin S..., aide-infirmier, matelot sans spécialité.

Pendant trois jours, céphalée, puis le 27 mars au soir, brusquement, 38°5. Le 28, la température était de 38°3 et 38°8; le 29, elle fut de 38°8 et 39°6, et le 30, de 39°3 à 39°6; les urines sont à 1,600 grammes; le facies est vultueux, les yeux brillants; il n'y a pas d'éruption nette. La céphalée est très vive; il y a de la courbature avec langue saburrale.

Le 31 : température 38°6 et 39°8; épistaxis le matin. Même état gastro-intestinal; il y a une éruption papuleuse discrète au niveau des cuisses, de l'abdomen, de la poitrine; le cœur et le pouls n'offrent rien de particulier. Les selles sont au nombre de deux; les urines sont à 1,500 grammes.

1er avril : température 38°3 et 39°8; pouls de 92 à 104. L'état général est satisfaisant; a eu cependant une épistaxis; la céphalée est moins vive. Le foie, douloureux, déborde les fausses côtes de deux doigts; la région splénique est douloureuse.

Le 2 avril, l'éruption toujours discrète est en voie de régression. L'état général est satisfaisant. Ce malade est évacué sur l'Achilleion, se sentant beaucoup mieux; il s'en tira lui aussi.

Le traitement que nous avions donné à ces malades fut le même pour les cinq, avec, naturellement, des variantes suivant l'intensité ou l'apparition de tel ou tel symptôme. Le régime se composait de lait, bouillon de céréales, bouillon de légumes, de café, de champagne dédoublé avec de l'eau sucrée, de l'eau de Vichy. Puis, comme médication, presque tous eurent, dès le début, une purgation au sulfate de soude; ensuite, la soif fut calmée par le thé, la limonade au citron; l'antisepsie de la gorge et du nez fut assurée par un gargarisme chloraté, un collutoire boraté, de l'huile goménolée; matin et soir, nous leur faisions des frictions vinaigrées; nous leur fîmes de nombreuses lotions froides, ils eurent aussi des bains de 33° à 25° pendant dix à quinze minutes; enfin, le cœur fut soutenu par les injections multiples d'huile camphrée, fréquemment répétées, et l'état général par des lavements au sérum de Locke. Naturellement, les complications pulmonaires reçurent leur médication usuelle. Enfin, ajoutons que le sérum de Nicolle a été employé (sérum d'âne), paraissant avoir amené sinon une résolution complète, mais un arrêt dans la montée de la température, une tendance même à la baisse.

<h3 style="text-align:center">PARALLÈLE ENTRE CES CINQ CAS DE TYPHUS EXANTHÉMATIQUE ET LES ÉVACUÉS SERBES</h3>

D'abord, nous notons l'éruption, son respect de la face, ses caractères variables, puisque sur cinq cas nous trouvons les formes papuleuse, pétéchiale, confluente et discrète; sa durée oscillant entre trois et cinq jours; puis la courbe de température : en général, montée rapide brusque, surtout chez deux de ces malades, baisse le lendemain ou le surlendemain, marquée pour deux aussi, et chute au bout de six ou sept jours (excepté pour le maître-mécanicien qui succomba), comme le démontrent les convalescences qui suivirent le transfert à l'Achilleion. Enfin, l'embryocardie, la rate grosse, bien percutable, cet aspect vultueux, la langue au centre blanchâtre, aux bords rouges vifs, la constipation, la stupeur ou le délire, les urines rares et albumineuses, semblent compléter cet état particulier caractérisant le typhus exanthématique dont étaient atteints nos cinq malades.

Nous avons sous les yeux de nombreuses courbes de températures de ceux des Serbes que nous transportions, dont les états non typiques nous les faisaient considérer comme des sujets très suspects de typhus; presque toutes indiquent une température haute, oscillant entre 38° et 40°, durant plus ou moins longtemps, mais dix-sept d'entre elles marquent nettement une brusque et forte température le premier jour, une chute le lendemain ou surlendemain, puis une nouvelle ascension suivie d'une baisse au bout de six ou sept jours; donc, analogie avec les courbes thermiques signalées plus haut.

N'était-on pas, dès lors, autorisé à conclure que ces malades avaient réellement le typhus exanthématique? Ces céphalées vives, ces anorexies, ces lassitudes, ces nausées ou vomissements, ces fièvres élevées, ces faiblesses, ces constipations, ces faces congestionnées, enfin, ces états de stupeur, de prostration, symptômes que rien ne pouvait expliquer par ailleurs, n'indiquaient-ils pas qu'ils étaient, eux aussi, atteints du terrible mal, ou du moins en puissance de l'avoir? De plus, nous avons déjà signalé toutes les complications du typhus et combien nous les retrouvions fréquemment.

Tout, donc, corrobore notre opinion; mais pourquoi, sur le nombre, n'avons-nous constaté qu'un seul cas net? Nous ne pouvons expliquer ce fait que par le caractère trop discret de l'éruption, qui la fit passer inaperçue ou la rendait très fugace, ou bien parce que nous n'avons observé ces malades qu'au début ou à la fin de la maladie. Mais alors, pourquoi l'éruption se manifestait-elle si faiblement? Le typhus est très fréquent dans les pays balkaniques : n'y aurait-il pas dans la race serbe une sorte d'immunisation qui produirait une atténuation dans une atteinte postérieure? Notamment l'éruption serait difficile à constater, très légère, le plus souvent absente. Ce qui nous fait prétendre pareille chose, c'est qu'en outre, chez les Serbes, la durée de la maladie paraît plus courte, la période pyrétique ne durant pas plus de six jours.

Pour clore cette question du typhus, disons que nombreux étaient ceux qui, ayant le diagnostic de fatigue générale, d'anémie, de faiblesse générale, avaient dans leurs antécédents personnels le typhus exanthématique; d'autres, ayant les mêmes diagnostics mais incapables de nous renseigner exactement, devaient parfois avoir aussi ce passé.

Tout ceci indique combien cette maladie a sévi lourdement et funestement sur la malheureuse et vaillante armée serbe.

§ 4.

Débarquement à Bizerte.

Plus exactement, sauf une fois réellement à Bizerte et une autre à Alger, il eut toujours lieu à Sidi-Abdallah.

La veille de l'arrivée, M. le médecin-chef faisait expédier par T. S. F. un état de nos malades, classés en blessés, malades, contagieux, spécialités, et dans chacune des classes ils étaient catalogués en graves, moyens, légers; enfin, était indiqué le nombre de « couchés » et d' « assis ». Chacun de nos malades avait, en outre, une fiche, dont la couleur indiquait la classe, la catégorie, et qui était en somme une véritable feuille d'observations, donnant tous les détails intéressant la maladie ou la blessure; enfin un cachet, portant les mots « assis » ou « couché », complétait les informations.

Accostés à quai, on reliait nos sabords de charge à la terre par des passerelles, aux extrémités desquelles nos fourriers (comme ils l'avaient fait pour l'embarquement) contrôlaient les sorties.

Les malades, au dernier moment, abandonnaient leurs pyjamas et revêtaient les vêtements et linges désinfectés que leur remettaient les infirmiers; ils se trouvaient prêts à débarquer, chacun placé près de son lit. M. le médecin-chef recevait alors les desiderata des médecins de terre et les transmettait à nous, médecins, qui dirigions alors vers les sabords de charge les catégories de malades signalées. Les brancards, préparés d'avance auprès des « couchés », étaient rapidement chargés et dirigés vers la sortie; les infirmiers les transportaient ou aidaient les malades marchant, mais faibles, ou leur portaient leurs paquets.

En un mot, le débarquement, ainsi réglementé, s'effectuait toujours sans le moindre à-coup, sans désordre, sans erreur.

Enfin, à peine le débarquement terminé, toute la literie était groupée par matelas, par draps, par traversins, par oreillers, prête à être envoyée, toute sans exception, à l'étuve ou à la

salle de sulfuration. Les lits étaient démontés, lavés au crésyl;
l'hôpital, net de tous ses lits, était lavé à grande eau, frotté,
brossé (plancher, parois, plafond); puis on passait la batterie
haute et les chambres à la potasse, à la peinture très souvent
(blanche pour tout, excepté le parquet en rouge brun), et la
batterie basse entièrement au lait de chaux. Quand tout était
sec, les lits remontés, bien alignés en files impeccables, refaits
bien soigneusement, l'hôpital revêtait un cachet tout spécial
de blancheur, de propreté immaculée, et cela grâce au travail
inlassable, au dévoûment entier de tout notre personnel infirmier
de la marine et aux ordres de M. le médecin-chef, qui maintint
à l'« hôpital *Bien-Hoa* » son autonomie sur le « navire *Bien-
Hoa* », et de ce fait, ses rigoureuses conditions hygiéniques
en même temps que très esthétiques.

CHAPITRE IV

Salonique.

Ainsi les navires-hôpitaux, et particulièrement le *Bien-Hoa*, avaient puissamment contribué au sauvetage de l'armée serbe. Une fois amenée soit en France, soit surtout en Algérie-Tunisie, elle fut reformée et refondue, et nous allions recommencer à lui offrir nos services en évacuant en Algérie et Tunisie ses blessés et ses malades.

Combien ces évacuations allaient être différentes de celles de Corfou! Ce ne seront plus des hommes exténués, amaigris, mourants, que nous transporterons. Les uns robustes, forts, de parfaite santé, seront les glorieux blessés du Kaïmatchalan, de la Cerna, de Monastir; les autres seront ceux que la maladie inévitable, hélas! aura saisis sans aucuns caractères plus particuliers, tout comme leurs camarades français, anglais, italiens et russes qui combattaient à leurs côtés.

Le *Bien-Hoa* qui, avec le *Vinh-Long* et le *Duguay-Trouin*, avait été choisi parmi la flotte des navires-hôpitaux (sans aucune raison plausible d'ailleurs) pour effectuer les évacuations des Serbes de Salonique, devait naviguer ainsi : sur trois évacuations, il y en avait deux, de Serbes, sur Bizerte, et une, de Français, sur Toulon.

Nous n'avons constaté aucune différence entre l'une et l'autre; donc l'exposé des évacuations de nos Serbes donnera en même temps un aperçu sur les blessés et les malades de l'armée d'Orient, à Salonique, tels que les recevaient les navires-hôpitaux. Cependant, en soignant les Serbes, en étant constamment en rapport avec eux, nous avions fini par connaître suffisamment leur langue pour nous passer d'interprète lors de la visite, et cela donnait un cachet tout particulier aux évacuations. De plus, la spécialisation des trois navires précités leur permet de revendiquer l'honneur d'avoir participé dans la plus grande mesure au bon état sanitaire de l'armée serbe; surtout le *Bien-Hoa* qui a fait le plus grand nombre d'évacuations serbes, comme nous l'avons prouvé au début.

§ 1

L'Embarquement des Serbes à Salonique.

Les mêmes dispositions étaient prises à Salonique qu'à Corfou; un petit navire à roues, l'*Ariadne*, qui en temps de paix servait à transporter des passagers de terre sur les grands paquebots allemands, à Cherbourg, prenait dans le petit port de Salonique les malades et blessés que les divers hôpitaux envoyaient par automobiles.

Il accostait, on jetait une passerelle et l'embarquement commençait; la distribution des lits se faisait toujours de la même façon signalée plus haut. Ici point n'était besoin des grandes précautions de Corfou : pas de typhus, pas de poux; certes, il y avait bien, par-ci, par-là, quelques parasites de la peau, mais comme normalement on en rencontre dès qu'il y a agglomération. Donc pas de douches systématiques, pas de désinfection obligatoire; de même libre circulation des malades sur le pont, au grand air.

Une fois terminé l'embarquement, on appareillait de suite en général; cependant à partir d'avril 1917 jusqu'en octobre, époque pendant laquelle les Allemands torpillaient les navires-hôpitaux, il nous était arrivé de conserver les malades plusieurs jours en rade de Salonique. Cela n'avait aucune importance, au contraire ils étaient aussi bien, sinon mieux, que dans un hôpital chaud et poussiéreux de terre.

§ 2

Les Malades à bord.

1° Exposé des évacuations serbes de Salonique.

Le 8 avril 1916 se terminait notre troisième et dernière évacuation de Corfou; après trois jours de quarantaine en rade de Sidi-Abdallah, nous repartions pour Toulon. Puis nous appareillions pour effectuer une évacuation de Salonique en France; elle fut suivie par une évacuation d'Autrichiens de l'île d'Asinara, desquels nous avons dit un mot au début, et nous repartions pour Salonique; nous y restions deux long mois inactifs. Les malades et blessés étaient peu nombreux; puis brusquement, vers le début de juillet 1916, le paludisme commença à faire sentir ses ravages. Nous embarquions alors des Français, et ce n'était qu'au retour que les Serbes, reconstitués, ayant commencé à donner dans la lutte, attaqués eux aussi par le paludisme, nécessitaient l'évacuation. Nous fîmes alors, à partir du 10 août 1916 jusqu'au 17 mai 1917, huit évacuations de Serbes, parmi lesquelles vinrent s'intercaler quelques-unes de Français.

a) PREMIÈRE ÉVACUATION DE SERBES DE SALONIQUE

C'était la quatorzième du *Bien-Hoa*; elle eut lieu du 10 août au 14 août 1916, elle comprenait quatre cent soixante-quinze malades, dont dix-huit officiers, répartis ainsi :

Blessés graves	1	
Blessés moyens	31	39
Blessés légers	7	
Malades graves	6	
Malades moyens	226	
Malades légers	173	
Contagieux : Fièvre typhoïde	2	436
Dysenterie	17	
Tuberculose pulmonaire ouverte	2	
Spécialités	10	

Parmi les trente-neuf cas relevant de la chirurgie, neuf seulement étaient atteints de blessures de guerre, parmi lesquels nous devons citer un officier qui avait été quatre fois traversé au niveau de la cage thoracique, par balles et schrapnell; il faisait des hémorragies fréquentes, peu abondantes, peu graves; possédait un état général satisfaisant et devait surtout s'abstenir de tout effort un peu violent. Les autres blessures n'offrant rien de particulièrement intéressant atteignaient surtout les membres inférieurs. Quelques-uns possédaient des reliquats des guerres anciennes venant s'ajouter aux traumatismes du front actuel. Enfin parmi les chirurgicaux se trouvaient des hernies, appendicites, hydrocèles, à opérer.

Les malades relevant d'un service de spécialités étaient surtout atteints aux yeux : iritis, cataractes, conjonctivites granuleuses, etc. Quant aux malades proprement dit, ils se répartissaient ainsi :

1° *Paludisme.* — Largement prédominant; de multiples accès étaient constatés pendant le séjour à bord. Nous devons signaler, pendant cette traversée, deux cas de bilieuses hémoglobinuriques très graves, débarqués à Sidi-Abdallah un peu mieux, bien que dans un état très peu encourageant et cela malgré des soins très énergiques : chlorure de calcium (4 grammes par vingt-quatre heures), lavement de la solution salée physiologique, calomel, révulsifs sur la région hépatique, boissons abondantes, frictions sèches, repos absolu.

2° *Affections gastro-intestinales; ictères.* — En général en très bonne voie, peu graves et sans aucun caractère particulier. *Dysenteries* : en bonne voie aussi et débarqués, presque tous, en convalescence.

3° *Affections pulmonaires.* — C'était les bronchites banales, plus ou moins suspectes, et en outre deux cas de tuberculose pulmonaire ouverte, avec tous les signes physiques et fonctionnels du poumon envahi de granulations et de foyers tuberculeux.

Aucune intervention n'avait été pratiquée pendant cette

évacuation, mais cent quatorze pansements furent faits.
Pas de décès à signaler.

Avant de passer à l'exposé de la deuxième évacuation,
disons, et ceci s'appliquera à toutes celles de Salonique, que
les malades et blessés que recevaient les navires-hôpitaux
se revêtaient que très rarement des caractères de réelle
gravité; en général, c'étaient des sujets, plutôt en voie de
guérison et beaucoup même n'étaient que des convalescents.
La raison était dans ce fait que : les blessés et malades de
l'armée d'Orient, amenés à Salonique par trains et autos,
étaient distribués à tous les hôpitaux construits dans cette
ville; là ils étaient parfaitement traités et n'en repartaient
que lorsque, l'hôpital surchargé, il fallait donner de la place.
Naturellement les médecins militaires n'évacuaient que les
moins malades, que ceux pouvant supporter les transferts
en brancards, en autos, et les plus graves restaient dans les
hôpitaux. Plus tard à leur tour, étant alors en bonne voie,
ceux-ci étaient destinés à suivre le même sort que leurs
camarades déjà partis.

b) DEUXIÈME ÉVACUATION DES SERBES DE SALONIQUE

C'était la quinzième du *Bien-Hoa*; elle eut lieu du 22 août
au 27 août 1916, elle comprenait 471 malades, aucun officier, se répartissant comme suit :

Blessés graves	6	
Blessés moyens	24	36
Blessés légers	6	
Malades graves	2	
Malades moyens	247	
Malades légers	138	
Spécialités	10	
Contagieux { Fièvre typhoïde	1	435
Dysenterie	31	
Méningite cérébro-spinale	1	
Tuberculose pulmonaire ou-verte	5	

Parmi les 36 blessés, 16 provenaient des batailles engagées récentes : il y avait deux plaies pénétrantes du thorax et des fractures au nombre de sept, dont trois aux membres inférieurs et deux de la colonne vertébrale. Parmi ces malades relevant de soins chirurgicaux nous constations des parotidites suppurées.

Les spécialités se partageaient en trois otites, un tabes, cinq mentaux, un acné.

Quant aux malades proprement dits, nous avions :

1° Paludisme : très prédominant et il en sera toujours ainsi pour toutes les évacuations de Salonique.

2° Dysenterie : commençait à faire son apparition à l'armée d'Orient; nous en aurons toujours à chaque traversée.

3° Affections des voies respiratoires : bronchites nombreuses, pleurésies, pneumonies, congestions pulmonaires, sans caractères spéciaux de gravité.

4° Affections gastro-intestinales : en petit nombre; nous n'avions qu'un cas de fièvre typhoïde à signaler.

Aucune intervention sérieuse : quelques incisions et drainages, une ablation d'éclat d'obus et surtout des pansements au nombre de cent un.

Nous eûmes un décès en arrivant dans le lac de Bizerte, dû à une tuberculose pulmonaire ouverte.

c) TROISIÈME ÉVACUATION DES SERBES DE SALONIQUE

C'était la dix-huitième du *Bien-Hoa;* la seizième se fit à Salonique même, du *Bien-Hoa* sur le navire-hôpital *France-IV* auquel nous avions passé 500 malades et blessés, dont 40 Bulgares très grièvement blessés, ayant nécessité de longs, minutieux et multiples soins; le reste était des Français. La dix-septième s'effectua de Salonique à Toulon avec des Français.

Celle qui nous occupe eut lieu du 8 au 13 octobre; elle comprenait 472 Serbes, dont 22 officiers, se répartissant ainsi :

Blessés graves	15	⎫	
Blessés moyens	100	⎬ 131	
Blessés légers	16	⎭	
Malades graves	4		
Malades moyens	159		
Malades légers	155		
Spécialités	10		341
Contagieux ⎰ Dysenterie	11		
Érysipèle face	1		
Tuberculose pulmonaire ouverte	1		

Parmi les 131 blessés, 15 étaient graves : c'étaient trois trépanés, onze plaies pénétrantes thoraciques, un bras amputé. Nous notons parmi les autres de nombreuses lésions articulaires ayant une prédilection pour le coude et surtout pour le genou, Dans les blessures nous constations souvent des troncs nerveux lésés avec accompagnement de troubles moteurs, sensitifs ou trophiques. Enfin nous possédions les fractures ouvertes des membres, inévitables blessures de guerre; entre autres, nous notons une vaste fracture de l'aile de l'os iliaque gauche et du fémur correspondant, tout à la partie supérieure de son tiers supérieur, accompagnée d'un énorme délabrement. Nous devons avouer que ces blessés, quoique venant tous d'hôpitaux de terre, étaient en général porteurs de plaies très infectées à leur arrivée à bord; ce qui s'explique d'ailleurs par l'encombrement forcé des hôpitaux qui suit une offensive (les Serbes venaient d'attaquer au Kaïmatchalan), surtout quand ils n'existent que dans un seul endroit : Salonique.

Les spécialités étaient des otites et quelques lésions oculaires.

Les malades proprement dits n'étaient pour ainsi dire que des paludéens, des anémies palustres; ni fièvre typhoïde, ni paratyphoïde, ni embarras gastriques fébriles. Les dysentériques étaient au nombre de onze, parmi lesquels quatre étaient convalescents. Naturellement plusieurs affections bronchiques plus ou moins suspectes.

Parmi les contagieux, nous avons signalé plus haut un érysipèle : c'était un malade atteint de mastoïdite qui s'était compliquée d'érysipèle; il fut immédiatement isolé.

Nous eumes trois décès pendant cette traversée; l'un était dû au paludisme.

Le paludisme de Macédoine revêt plutôt, dès la première atteinte, un caractère de fièvre continue pouvant tomber, ce qui arrive dans la plupart des cas, ou au contraire, tourner à l'accès pernicieux, ce qui fut malheureusement tant de fois constaté. Aux atteintes suivantes, on doit faire grande attention et veiller à l'accès pernicieux quand la fièvre ne tombe pas de suite sous l'action de la quinine. C'est ainsi que malgré nos soins empressés, ce paludéen fit un accès pernicieux et en mourut.

Le deuxième, porteur d'une dysenterie grave, rebelle à toute médication, était dans un état de faiblesse extrême; il fit en outre une congestion pulmonaire double; aussi n'est-il pas besoin d'insister beaucoup pour faire comprendre comment un organisme aussi atteint n'ait pu surmonter son intoxication.

Enfin, le troisième était un blessé, un officier, qui avait une fracture de crâne par balle, avec hernie cérébrale dans la région temporo-pariétale gauche.

Comme interventions, nous n'en eûmes que peu, ces blessés provenant des hôpitaux; cependant nous avons pratiqué cinq débridements, six drainages et incisions, puis trois ablations de projectiles et onze d'esquilles; les pansements furent multiples étant données les plaies infectées; nous en fimes 339; et le cabinet de radio pratiquant vingt-deux examens, fit quinze radiographies et sept radioscopies.

d) QUATRIÈME ÉVACUATION DES SERBES DE SALONIQUE.

Elle eut lieu du 21 au 25 octobre 1919 et comprenait 446 Serbes plus 14 officiers ; c'était la dix-neuvième évacuation du *Bien-Hoa* :

Blessés graves	23	
Blessés moyens	124	200
Blessés légers	53	
Malades graves	1	
Malades moyens	84	
Malades légers	153	
Spécialités	16	260
Contagieux — Dysenterie	4	
Tuberculose pulmonaire ouverte	2	

Les 200 blessés l'étaient surtout par balles et schrapnells; leurs blessures dataient en moyenne de quinze à vingt jours, donc c'étaient encore les blessés du Kaïmatchalan; ayant passé par les hôpitaux de Salonique, leurs projectiles étaient presque tous enlevés, des débridements avaient été pratiqués; enfin nous notions aussi un assez grand nombre d'amputations. A la précédente évacuation nous avions déjà attiré l'attention sur le degré d'infection des blessures; cette fois l'état était en général assez satisfaisant; pourtant un certain nombre semblait avoir été un peu négligé, et entre autres nous constations la présence de vers chez un amputé de cuisse; indice du nombre considérable de blessés, de leur arrivée brusque dans les hôpitaux de Salonique, de l'encombrement de ceux-ci.

Les plaies du crâne étaient peu nombreuses et en excellente voie.

En revanche, beaucoup de plaies transfixives du thorax dont deux assez graves. Deux blessures abdominales étaient satisfaisantes malgré la présence de fistules stercorales. Naturellement les lésions osseuses et articulaires étaient fréquentes avec toutes leurs variétés habituelles; parmi les fractures nous devons spécialement signaler une fracture de la colonne vertébrale par balle, avec lésion médullaire et paralysie consécutive des membres inférieurs et des sphincters. Quelques lésions nerveuses, suites de plaies transfixives, par balle, des membres, avaient été également observées. Les gelures, particulièrement des pieds, commençaient à faire leur apparition.

Les malades étaient presque exclusivement des paludéens : le paludisme dans toutes ses formes avec ses accès, ses complications; nous avions surtout pas mal de névrites optiques, allant même jusqu'à la cécité. Nous avons eu encore cette fois des accès pernicieux, occasionnant d'ailleurs un de nos décès, et nous constations surtout beaucoup de sujets atteint d'anémie et de cachexie palustres. Parmi nos paludéens, nous devons citer le cas de ce malade arrivé à bord en état satisfaisant, marchant, anémié surtout et ne présentant aucun symptôme pouvant faire prévoir sa fin prochaine : trente-six heures après son embarquement, il fait brusquement des accidents tétaniques suraigus, il succombe en quelques heures. L'autopsie, l'examen détaillé du sujet ne peut déceler la moindre plaie porte d'entrée du bacille de Nicolaier; uniquement, nous avons constaté un empâtement, une rougeur de la fesse droite consécutifs à une injection de quinine qui avait été pratiquée avant son arrivée à bord; nous ne pouvions qu'incriminer cette injection comme étant la cause de ce tétanos suraigu qui enleva le malade en quelques heures seulement.

Peu de contagieux à signaler : quelques dysentériques, encore étaient-ils convalescents; et parmi les tousseurs les bronchites inévitables, suspectes, ou tuberculeuses.

Nous eûmes trois décès : un, suite d'accès pernicieux; le deuxième, suite de cachexie palustre; et le troisième, le tétanique signalé plus haut. En somme, nos trois décès furent d'origine paludéenne.

Malgré le séjour de nos blessés dans les hôpitaux de Salonique, nous avions eu cette fois plus de travail, puisqu'ils étaient deux cents : neuf débridements, neuf incisions et drainages, cinq extractions de projectiles, cinq d'esquilles, trois appareils plâtrés et trois cent soixante pansements, plus vingt radioscopies et dix radiographies avec trois extractions de projectiles sous écran.

e) CINQUIÈME ÉVACUATION DES SERBES DE SALONIQUE.

Elle eut lieu du 10 au 14 décembre 1916; c'était la vingt-unième du *Bien-Hoa*; elle comprenait 400 soldats serbes et 41 officiers :

Blessés graves	13	
Blessés moyens	138	302
Blessés légers	151	
Malades graves	2	
Malades moyens	37	
Malades légers	89	
Spécialités	2	139
Contagieux { Dysenterie	5	
Tuberculose pulmonaire ouverte	4	

Donc, encore, bonne proportion de blessés, ce qui correspondait parfaitement avec les attaques successives de l'armée serbe, qui, puissamment aidée des troupes françaises, avançait vers Monastir, en combattant violemment dans la boucle de la Cerna. Nous constations une prédominence des blessures aux membres supérieurs avec lésions osseuses; quelques blessures aux membres inférieurs avec, aussi, lésions osseuses; douze plaies transfixives, par balles, du thorax, en bonne voie. Signalons aussi deux cas de plaies pénétrantes de l'abdomen par balle et une fracture du bassin compliquée de fistule stercorale.

L'aspect des plaies était bien meilleur qu'aux précédentes évacuations; ces hommes avaient séjourné plus longtemps dans les hôpitaux de terre.

Les malades étaient comme toujours des paludéens, des anémiés palustres, quelques dysenteries, quelques affections pulmonaires. Pas de décès.

En un mot, plus de blessés, en assez bon état, et des paludéens peu gravement atteints.

f) SIXIÈME ÉVACUATION DES SERBES DE SALONIQUE.

Elle s'effectua du 23 au 27 décembre 1916 et comprenait 459 Serbes et 48 officiers; c'était la vingt-deuxième évacuation du *Bien-Hoa*.

Blessés graves	16	
Blessés moyens	110	175
Blessés légers	49	
Malades graves	5	
Malades moyens	104	
Malades légers	146	
Spécialités	5	284
Contagieux { Dysenterie	15	
Tuberculose pulmonaire ouverte	9	

Parmi les blessés, nombreuses fractures des membres; entre autres, nous nous souvenons d'une fracture comminutive du tibia gauche, particulièrement infectée, et avec une suppuration abondante; l'opération, sous chloroforme, permit d'extraire, sous le contrôle radioscopique, un projectile et de nombreuses esquilles osseuses; elle fut suivie d'un drainage antéro-postérieur.

Nombreuses plaies pénétrantes de poitrine, par balle; également à signaler deux cas de plaies transfixives du cou par éclats d'obus: l'une avait son orifice d'entrée à la région carotidienne gauche, passait derrière le larynx et sortait à la région carotidienne droite; il subsistait une légère aphonie et un peu de dysphagie; aucunes lésions nerveuses ni vasculaires; — l'autre avait son orifice d'entrée à la région de la nuque, à gauche, passait derrière le larynx et sortait sur le bord droit du larynx; dans ce cas, il y avait aphonie absolue.

Nous possédions, en outre, trois cas de lésions de l'apophyse mastoïde sans complications du côté de l'oreille; un cas de lésion de la moelle lombaire, avec fracture vertébrale suivie de parésie des membres inférieurs; un cas de fracture du bassin avec fistule stercorale.

Presque toutes ces blessures étaient en bonne voie de cicatrisation: plusieurs d'entre elles, complètement cicatrisées, laissaient subsister des séquelles telles que raideurs, ankyloses, troubles nerveux, rétractions musculaires, atrophies, toutes conséquences nécessitant un long traitement de rééducation plus ou moins complète, suivant le degré de la lésion, naturellement.

Quand aux 225 malades proprement dits, c'étaient toujours des paludéens, des anémiés et cachectiques palustres, faisant à leur moment leurs accès. Cependant, nous devons avouer que l'état de ces paludéens était moins grave qu'en août, septembre et octobre; déjà, d'ailleurs, les chaleurs étaient tombées et avec elles leur sécheresse, la vie active et proliférante des moustiques, l'état propice du printemps et de l'été et des marais qui forment le grand delta du Vardar. Mais aussi on sentait les effets des efforts médicaux: assainissement d'une part, quinine d'autre part, contre l'action nuisible de ces terribles anophèles; cette lutte, désormais, ira s'accroissant, le moustique cédant peu à peu devant la supériorité et la volonté du Service de Santé.

Outre le paludisme, nous avions pendant cette traversée des rhumatisants, avec lésions cardiaques presque tous; quelques malades des voies respiratoires, comme toujours avec tuberculose pulmonaire. Les dysentériques, comme à chaque évacuation, fournissaient leur petit lot: quinze, tous en bonne voie. Les spécialités: yeux, oreilles, comprenaient en outre, deux « paralysie générale ». Aucun décès à signaler. Enfin, peu d'interventions; six débridements, neuf incisions, neuf extractions de projectiles, trois cent treize pansements, douze radiographies et radioscopies.

Avant de passer à la suivante, récapitulons les services médicaux rendus à l'armée serbe par le navire-hôpital *Bien-Hoa* pendant l'année 1916: certes, le nombre brut des malades transportés n'est pas considérable, mais, et nous l'avons déjà dit, ce qu'il faut voir surtout, c'est la proportion, c'est la relativité et non point un chiffre sans aucune base; la quantité ne vaudra jamais mieux que la qualité.

Pendant 1916, le *Bien-Hoa* fit : en mars et avril, trois évacuations de Corfou; en août, octobre et décembre, six de Salonique; à celles-ci viennent s'ajouter, en juin et juillet, deux évacuations de Français. En ajoutant les chiffres de Serbes ainsi évacués en 1916, nous trouvons 165 officiers et 4.027 soldats, donc 4.192 hommes, parmi lesquels nous comptons treize décès (soit 0.32 %) qui, si on veut bien se reporter à ce que nous avons exposé précédemment, n'ont nullement été influencés ou hâtés par une cause provenant du bord, soit encombrement, soit faute de soins due à un trop grand nombre de malades, soit manque d'aération, de surveillance, de conditions d'existence à bord.

g) SEPTIÈME ÉVACUATION DES SERBES DE SALONIQUE.

Elle eut lieu du 27 mars au 2 avril 1917; c'était la vingt-quatrième du *Bien-Hoa*. La vingt-troisième s'était effectuée de Salonique sur Toulon avec des Français; puis, pour cause de réparations de machines, le *Bien-Hoa* avait séjourné dans ce port pendant la moitié de janvier et tout février 1917; enfin, nous étions restés en rade de Salonique jusqu'au 27 mars pour attendre nos malades et blessés. Les évacuations pendant les mois d'hiver avaient, d'ailleurs, ressenti un sérieux ralentissement dû à la moindre quantité de blessés, aucune action n'ayant été faite sur le front, et de malades, le paludisme, vigoureusement contrebattu, étant devenu moins fréquent. Ce fut, d'ailleurs, pour cette raison que l'on profita des mois d'hiver pour effectuer sur le *Bien-Hoa*, comme sur les autres navires-hôpitaux, les réparations nécessaires.

Voici comment se répartissaient les 448 Serbes de cette évacuation :

Blessés graves	2	
Blessés moyens	25	63
Blessés légers	36	
Malades graves	4	
Malades moyens	145	
Malades légers	199	366
Spécialités	28	
Contagieux { Fièvre typhoïde	1	
Tuberculose pulmonaire ouverte	9	

Les blessés, pour la plupart, avaient des anciennes blessures, cicatrisées, mais étaient porteurs de séquelles : atrophie, rétraction, ankyloses, raideurs, etc. ; seuls les deux graves présentaient un certain intérêt : l'un était amputé de la cuisse droite et de la jambe gauche, mais était cependant en bon état de cicatrisation ; l'autre avait subi la résection du genou droit ; il y avait une suppuration abondante qui nécessita, à bord, une contre-ouverture donnant issue à 300 grammes environ de pus, suivie d'un bon drainage.

Les malades, comme toujours, étaient des paludéens surtout, mais plus bénins qu'aux précédentes évacuations ; c'étaient, en majorité, des anémiés ayant besoin d'un bon repos, fortifiés par des toniques, de la bonne nourriture. Signalons quelques cas de scorbut avec douleurs persistantes et quelques macules. Les spécialités étaient des nerveux relevant d'un service de psychiatrie, des maladies d'oreilles, et un paralytique général, lequel était à la phase de l'excitation, et le malheureux passa toute sa traversée, nu complètement, arrachant tout vêtement qu'on essayait, non sans peine, de lui passer, causant sans cesse, gesticulant, criant soit en serbe, soit au moyen de quelques mots français qu'il connaissait. Embarqué, ligotté sur un brancard, il fut débarqué au moyen de la même méthode sans, d'ailleurs, manifester trop de fureur.

Comme interventions : quelques incisions, 176 pansements, 8 radios.

Pas de décès à signaler.

Cette évacuation se fit sur Alger : nous débarquions d'abord les « assis » au cap Matifou, et ensuite nous venions accoster un quai à Alger même, où restèrent nos « couchés ».

h) HUITIÈME ÉVACUATION DES SERBES DE SALONIQUE

Elle eut lieu du 17 au 24 mai; donc, un mois et demi après la précédente. C'est que pendant tout ce laps de temps une modification très grande avait été apportée dans la navigation des navires-hôpitaux, du fait de la non-reconnaissance par les Allemands de la Croix-Rouge sur mer. A partir du 1er avril 1917, ils avaient décidé de torpiller les navires-hôpitaux absolument comme les autres, prétextant qu'ils portaient autre chose que des malades et du matériel médical; or, jamais un navire-hôpital français n'avait manqué à sa parole, jamais aucun belligérant autre que des médecins, aucune matière autre que celle se rapportant à la Croix-Rouge n'avait pris passage à son bord. Personnellement, nous pouvons l'affirmer hautement pour le *Bien-Hoa*, et nous pouvons ajouter que les témoignages des camarades des autres navires-hôpitaux français concordent parfaitement avec les nôtres. Ainsi donc, à cause d'idées forgées de toutes pièces, se basant sur des données complètement fausses, les Allemands condamnaient les malheureux blessés et malades, impotents, en état de moindre résistance, et sans la plus petite défense, à une mort à peu près certaine. Heureusement que pareille catastrophe a pu être évitée.

Pour ce faire, les navires-hôpitaux voyagèrent en convois, entre eux, et convoyés par des torpilleurs et canonnières; puis, partageant le sort des autres navires, ils firent des escales, ne naviguant, autant que possible, que la nuit. C'est ainsi que l'île de Skyros, située au large de l'entrée du golfe de Salonique, l'île de Milo, située près de la Crète, la baie de Navarin, au sud-ouest du Péloponèse, Messine, furent les points d'arrêt. Mais alors une conséquence du convoyage, c'était la perte de temps dans ces escales, due aux convoyeurs qu'il fallait attendre, ceux-ci ayant un service chargé, et quelquefois, comme à Bizerte, à Milo, à Salonique, aucun convoyeur présent n'étant disponible, il fallait attendre. De ce fait, le séjour des malades à bord était prolongé; le voyage durait plus longtemps, sans compter les pertes de temps au port terminus de l'évacuation. C'est ainsi qu'entre la septième et la huitième évacuation de Serbes, un mois et demi s'était écoulé; nous étions restés plus de vingt jours inactifs dans le lac de Bizerte.

Autre inconvénient : pour éviter, en cas de torpillage, de couler trop vite, d'une part; pour effacer toute trace du navire pendant la nuit, d'autre part, il était nécessaire de fermer hermétiquement, au moyen de puissantes vis, les sabords métalliques. Il en résultait un certain manque d'air et une chaleur très grande, et ces conséquences étaient d'autant plus lamentables que jamais aucun navire ne sera jamais plus ventilé, plus aéré, que ne l'est ce type de transport qu'est le *Bien-Hoa*. Heureusement, nos larges manches à air, happant l'air sur le pont, venaient le distribuer dans les batteries. Nous avons pris la température de ces salles où, avant cette nouvelle situation, il faisait si bon, et nous avons constaté des 28° et 30°, même la nuit, d'autant plus que les chaufferies aidaient de leur côté, puissamment, à cette surchauffe excessive.

L'hôpital subissait aussi de son côté un troisième inconvénient : Pour répondre aux Allemands, la France décida de mettre sur les navires-hôpitaux des officiers allemands comme otages; ainsi fut-il fait sur le *Bien-Hoa*. Mais comme sur ce navire tout avait été employé pour l'installation de l'hôpital, qu'il fallait leurs « appartements », nous étions bien obligés de sacrifier un morceau de notre hôpital. A Salonique, ce travail fut rapidement effectué : notre salle de contagieux, une partie de notre belle petite salle des grands blessés, le tout situé dans la batterie haute, disparurent de l'hôpital ; 11 officiers allemands et 2 ordonnances habitèrent ces locaux. Bref, vingt-quatre lits parmi les meilleurs furent supprimés, ainsi que quatre-vingt-dix parmi les lits superposés, afin d'avoir plus d'aération dans les batteries.

En résumé, bien que gardant nos marques extérieures du navire-hôpital, c'est-à-dire une bande verte sur la coque blanche, avec la croix rouge sur la cheminée et en tête de mât, nous naviguions feux masqués la nuit. L'avertissement allemand amenait dans notre fonction les perturbations suivantes : ralentissement considérable des traversées, manque d'air pour les malades, augmentation de la chaleur des salles, diminution du nombre de nos lits de cent quatorze, enfin risques de torpillage.

Ce fut dans ces conditions que s'effectua l'évacuation qui nous occupe, la huitième de Serbes, la vingt-cinquième du *Bien-Hoa*. Mais à partir de celle-ci, le caractère si particulier qu'offrait l'évacuation serbe proprement dite, disparaissait, car l'armée serbe ayant beaucoup donné dans la lutte depuis son entrée en ligne à Salonique, n'était plus forte que de 20.000 hommes ; aussi y avait-il moins de Serbes dans les hôpitaux. On nous adjoignit alors, pour compléter notre chargement, des soldats algériens, et il en fut toujours ainsi désormais. Aussi considérons-nous cette huitième évacuation comme la dernière des Serbes. Elle comportait 348 malades, dont 137 Français et 211 Serbes. Les blessés n'offraient rien de particulier à noter, à part deux blessures du crâne par éclats d'obus, suivies de trépanation, et une plaie perforante de l'abdomen avec fistule stercorale.

Les malades étaient comme chaque fois une bonne proportion de paludéens. Les bronchites étaient cette fois en grande quantité, plus ou moins suspectes de tuberculose, surtout chez les Algériens ; d'ailleurs nous notions vingt-neuf tuberculoses pulmonaires ouvertes. Beaucoup de rhumatisants. Enfin plusieurs gelures de pieds venaient compléter les différentes sortes d'affections de cette évacuation, gelures assez sérieuses amenant plusieurs pertes d'orteils.

Comme interventions : amputations d'orteils, de phalanges, une extraction d'éclat d'obus, quelques incisions, un appareil plâtré, sept radiographies, six radioscopies et sept cent quatre-vingt-huit pansements. Ce nombre considérable de pansements provient du long séjour que les blessés firent à bord.

Naturellement, à peine arrivés aux escales, nous ouvrions largement et immédiatement les nombreux sabords pour faire circuler à nouveau l'air dans l'hôpital, où il s'était plus ou moins vicié pendant la traversée.

Pas de décès à signaler.

2° Les maladies et blessures constatées pendant les huit évacuations des Serbes de Salonique par le Bien-Hoa. — Leurs traitements.

Nous venons d'exposer rapidement nos huit évacuations de Serbes; il est facile d'en déduire des conclusions générales : d'abord, grande variété de blessures, rien de spécial; ensuite, l'affection prédominante, le paludisme; puis viennent les atteintes aux poumons, la tuberculose pulmonaire, enfin la dysenterie; les cas obligatoires et courants : fièvre typhoïde, affections intestinales, rhumatismales, etc.

1) BLESSURES.

Comme nous l'avons dit souvent, c'étaient plutôt des plaies en bonne voie de guérison, et nous prenions la suite des soins commencés dans les hôpitaux de Salonique. Cependant, il nous est arrivé quelquefois de modifier tel mode de traitement institué à terre, pour des raisons de complications survenues; c'est ainsi que nos modifications se portèrent surtout sur les appareils plus ou moins compliqués inventés pour les besoins de la cause, peut-être merveilleux en théorie, mais beaucoup moins en pratique. Dans les cas de fractures ouvertes avec suppuration encore abondante, nous avons bien fréquemment constaté que rien ne vaut encore les bonnes gouttières métalliques grillagées bien appliquées, des mouvements lents et doux au moment des pansements. une coordination bien réglée de ces mouvements entre le médecin et ses aides. Nous avons fait également beaucoup d'appareils plâtrés avec fenêtres, armatures ou non. avec anses composées de compresses tordues simplement sur elles-mêmes; nous avions dans la machine, par l'intermédiaire de M. le mécanicien principal que nous remercions sincèrement de son obligeance, un aide précieux qui se conformait exactement, pour la confection des armatures, aux desiderata exprimés par les médecins traitants.

Comme soins, beaucoup de désinfectants, d'antiseptiques, de lavages: plusieurs fois nous avons employé le carrel et presque constamment, et avec beaucoup de succès, le liquide de Locke: très souvent aussi la pommade de Reclus avec d'excellents résultats. Nous nous attachions beaucoup à ce que tous les pansements soient refaits la veille ou même le jour du débarquement; de la sorte, nos blessés étaient non seulement parfaitement aptes à effectuer tout le trajet en chemin de fer, si besoin en était, mais encore étaient en état de pouvoir patienter dans l'hôpital où ils allaient être versés, les grands blessés, à l'arrivée d'un convoi, devant être pansés avant tous les autres.

2° MALADES.

a) Le Paludisme. — Que de pages n'a-t-on point écrites sur ce sujet. et spécialement sur le paludisme de l'armée d'Orient, le paludisme de Macédoine? La Grèce est non seulement classée parmi les pays palustres, mais encore parmi ceux où l'on rencontre le paludisme à forme de fièvre continue, avec accès pernicieux fréquents. La forte chaleur, l'humidité du sol dans toute la vaste région arrosée par le Vardar, les eaux presque stagnantes et les marais du delta de ce fleuve, marais à mélange d'eau saumâtre, favorisent grandement la pullulation de l'anophèle indispensable. A ces raisons habituelles venaient se surajouter tous les inconvénients d'une armée : agglomération, fatigues, anémie due au climat. De tout cela, prédominance du paludisme surtout au début, en été 1916; dans la suite l'assainissement des lieux, les mesures prophylactiques avaient amené de sérieuses améliorations. Rien d'anormal ne peut être signalé parmi nos paludéens, mais nous pouvons dire que sous toutes ses formes, nous avons eu le paludisme à bord : accès, fièvre continue (caractères soit d'embarras gastriques, de bronchites, de congestions pulmonaires.....), accès pernicieux, anémie et cachexie palustres, fièvre bilieuse hémoglobinurique.

En général, voici comment nous traitions nos paludéens : Note était prise par l'infirmier chef de salle de tous les paludéens désignés par le médecin; tous les matins, il leur était distribué 0 gr. 25 de chlorhydrate de quinine et leur température prise; puis chacun recevait 100 grammes de la potion tonique, qui, outre ses propriétés reconstituantes, avait forcément celle d'être antipalustre, grâce à son quinquina. Dès que l'un d'eux accusait une température un peu plus élevée avec quelques prodromes d'un accès, nous augmentions la dose de 0 gr. 50. Il était très fréquent de constater alors le retour à l'état normal. D'autres fois, l'accès n'ayant pu être prévu à temps, nous nous trouvions en présence d'un malade présentant déjà de hautes températures; nous augmentions la dose jusqu'à 1 gramme, 1 gr. 50, 2 grammes. Dans les cas de fièvre continue, de paludéens invétérés rebelles à la quinine par voie buccale, éprouvant des douleurs stomacales, de la surdité, nous avions recours aux injections intramusculaires de quinine, pratiquées dans la fesse, et toujours par nous-même, en nous entourant de toutes les précautions aseptiques nécessaires; nous n'avons jamais eu d'accidents.

b) Affections pulmonaires; tuberculose. — Ce que nous

avons déjà dit au moment des évacuations de Corfou, s'applique naturellement ici.

c) Dysenterie. — A chaque évacuation nous en avions plusieurs cas; laquelle? amibienne ou bacillaire? Nous ne pouvions, en nous basant uniquement sur la symptomatologie constatée, faire le diagnostic exact de l'une ou de l'autre. Quelques malades portaient sur leurs fiches : analyse des selles, bacilles de Shiga; mais ils étaient la minorité. beaucoup avaient le diagnostic : dysenterie amibienne. sans qu'il soit noté aucune analyse. Aussi ne pouvons-nous, même approximativement, indiquer le pourcentage de l'une ni de l'autre. Nous avons eu des dysentériques à toutes les phases de la maladie, depuis le malade presque en état d'inanition, à selles très fréquentes, hémorragiques, jusqu'au convalescent commençant à manger, en passant par tous les stades intermédiaires, malades à selles fréquentes, mucoso-sanglantes, glaireuses, muqueuses. Comme traitement, d'abord nous n'avions pas de sérum antidysentérique contre la dysenterie bacillaire; de plus, dans le doute de l'étiologie. nous agissions ainsi pour tous : le malade était au lait; nous pratiquions des injections sous-cutanées de chlorhydrate d'émétine de la façon suivante : le premier jour 4 centigrammes, le deuxième 8 centigrammes, le troisième 8 centigrammes, le quatrième 4 centigrammes; nous prescrivions une potion laudanisée-sulfatée à petite dose, que nous donnions par doses filées; dès que le mieux apparaissait. nous diminuions progressivement et parallèlement les quantités de laudanum et de sulfate de soude. Nous avons eu d'excellents résultats avec cette dernière médication. Dès que, depuis quelques jours, les selles étaient devenues très pâteuses, nous commencions à alimenter progressivement le malade, et à le fortifier.

d) Quant aux autres maladies : embarras gastriques, fièvres typhoïdes, rhumatismes, etc., nous n'avons rien de particulier à signaler à leur sujet, ni sur les modes habituels de traitements employés.

§ 3.

Le débarquement des Serbes évacués de Salonique par le BIEN-HOA.

Il s'effectuait. à Sidi-Abdallah et une fois à Alger, avec le même ordre et la même régularité que nous avons signalés à propos des débarquements de nos Serbes de Corfou. Nous n'avons rien de plus à ajouter.

Le nettoyage et la désinfection s'opéraient semblablement; la peinture et la chaux remplissaient encore largement leurs rôles.

CONCLUSIONS

1° Maladies prédominantes observées à bord du *Bien-Hoa* :

Il résulte de notre exposé que quatre états pathologiques se sont fait réellement distinguer dans l'armée serbe : le typhus exanthématique, le paludisme, la misère physiologique, la névrite, encore ces deux derniers étant souvent la conséquence du typhus. En un mot, l'armée d'Orient était sous l'action de deux grands maux qui dominaient la scène, l'un à Corfou : c'était le typhus; l'autre à Salonique : c'était le paludisme; nos statistiques nous l'ont largement démontré. Cependant, chaque exposé d'évacuation nous présente une diversité très grande dans les blessures et dans les maladies: nous ne nous sommes pas étendu sur les cas dépendant d'un service de spécialités, sur les atteintes des yeux, des oreilles, du nez, sur les maladies de psychiâtrie, les affections vénériennes ou cutanées; nous n'avons pas parlé non plus d'un certain nombre de cas de scorbut en voie d'amélioration. En somme, à part le typhus et le paludisme, nous avons rencontré toutes les sortes d'affections qu'il est impossible de ne pas récolter au cours d'une expédition lointaine, au milieu des fatigues de toutes sortes, de causes déprimantes comme le climat, si chaud en été, si froid en hiver, de la Macédoine et de l'Albanie. Il n'était point étonnant de constater des cas nombreux d'embarras gastriques, que la nourriture, ou le refroidissement, ou la promiscuité favorisent. Toutefois, il nous paraît utile de noter le petit nombre de cas de fièvre typhoïde; les eaux de boisson, prises souvent dans des cours d'eau dans lesquels avait parfois passé quelque convoi, étaient fort souvent

bien douteuses, mais la vaccination jouait là son rôle
prophylactique, et il en était de même pour les paratyphoïdes A et B.

2° Rôle du *Bien-Hoa* dans l'évacuation des Serbes :

Outre les Serbes des huit évacuations que nous venons
d'exposer, le *Bien-Hoa*, dans celles des Français, en transporta encore quelques-uns. Le total des Serbes ainsi évacués
par ce navire monte à 4.967 hommes (officiers et soldats),
parmi lesquels 14 décès, et représentant, jusqu'en septembre 1917, 23.378 journées d'hôpital à bord du *Bien-Hoa*.
Ces chiffres démontrent éloquemment la large et active part
qu'a prise ce navire-hôpital d'abord dans le sauvetage de
l'armée serbe, ensuite dans le transport de ses malades et
blessés.

3° Avantages des navires-hôpitaux et du type *Bien-Hoa*
en particulier :

Quelques-uns parmi les navires-hôpitaux, et le *Bien-Hoa*
en fut, participèrent à l'expédition des Dardanelles. C'est là
que, mouillés devant la presqu'île de Gallipoli, ils remplirent
réellement et complètement le rôle pour lequel surtout ils
étaient outillés : être des hôpitaux chirurgicaux. A ce
propos, dans la séance du 15 décembre 1915 de la Société de
Chirurgie, M. Tuffier s'exprime ainsi : « Le navire-hôpital
joue alors un double rôle : 1° il sert réellement d'échelon
sanitaire pour l'évacuation des blessés de première ligne,
car il était impossible de laisser sous les canons turcs nos
blessés dès qu'ils avaient reçu les premiers soins. Des
difficultés de toutes sortes, qui tiennent à la configuration
du pays et aux conditions climatériques, ne permettaient
pas, d'ailleurs, d'installer là autre chose que des centres de
chirurgie d'extrême urgence; aussi évacuait-on leurs blessés
sur un navire-hôpital où s'exécutait toute la chirurgie
précoce et d'urgence. Il restait ainsi sur place, en faction,
jusqu'à l'arrivée d'un autre navire-hôpital; puis, lorsqu'il
était complet, il transportait ces blessés dans un centre
lointain; 2° c'est alors que le service à bord prend toute son

importance; six ou sept médecins et un pharmacien suffisent pour les soins pendant les cinq ou six jours que va durer le voyage. Chaque jour, les interventions nécessaires et les pansements quotidiens sont pratiqués. »

Le *Bien-Hoa* contribua pour une large part, au cap Hellès, à ce rôle chirurgical. Les navires-hôpitaux n'eurent pas dans la suite la même fonction, car à l'île de Moudros, à Corfou, à Salonique, ils prirent des malades surtout, la plupart ayant déjà commencé leur traitement, et des blessés ayant reçu des soins depuis plus ou moins longtemps; ils étaient plutôt des « transports-hôpitaux ». Mais comme toute intervention, quelle qu'elle fût, y était praticable, les navires-hôpitaux ont présenté de grands avantages sur tout autre mode de transport et ont rendu des services incontestables; mais parmi tous le type *Bien-Hoa* affirme sa supériorité par ses larges et grandes salles, par leurs accès faciles; tandis que sur les paquebots modifiés, les couloirs étroits et interminables, les cabines multiples, à quatre couchettes pour la plupart, étaient autant de causes nuisibles pour le transfert des malades ou des blessés et leur passage du brancard à leur lit, pour la surveillance et pour les soins. Malgré leur luxe et leur confort, les grands paquebots modernes ne valaient pas un vieux *Bien-Hoa*. Toutefois, si quelques critiques peuvent être faites à ce dernier, nous pouvons en effet regretter que la vitesse n'ait pas été plus considérable, que les cabines pour officiers aient été intérieures, bien que leur ventilation fût parfaite, comme nous l'avons exposé. Et ceci nous amène à formuler le type du navire-hôpital moderne.

4° Formule du navire-hôpital moderne :

a) Il faudrait un navire à grand tonnage (12.000 à 15.000 tonnes), pour 600 à 700 blessés, et ayant une vitesse d'une quinzaine de nœuds. Un gros inconvénient devrait être supprimé : le charbon, dont la fine poussière, si pénétrante, envahit tout quoi qu'on fasse. C'est pour cela que nous préconisons une chauffe au pétrole, déjà employée non seulement sur des petites unités, mais sur des navires de forts tonnages.

b) L'aération se ferait non par des hublots. mais par de larges sabords, et l'embarquement s'effectuerait par des sabords de charge bien dégagés et commodes pour le maniement des brancards.

c) Les salles devraient être d'un accès facile; pas de couloirs; elles seraient bien éclairées, bien aérées et isolées les unes des autres; chacune ne devrait pas contenir plus de cinquante à soixante lits et pas de lits superposés. Pour les officiers, cabines autant que possible individuelles ou sinon possédant deux, même quatre lits (au grand maximum).

d) Des salles d'opérations (au moins deux), l'une aseptique, l'autre septique, et des salles de pansements seraient adjointes aux salles de malades avec accès le plus commode. Enfin, un laboratoire de radiologie, un laboratoire de clinique, une pharmacie, compléteraient l'installation, sans parler des salles de désinfection et des magasins.

Nous voyons, en somme, qu'un *Bien-Hoa* moderne, plus long, plus rapide, à la chauffe au pétrole, remplirait les conditions que nous venons d'énumérer, si on y ajoute un peu plus de luxe, de confort, et les modifications qu'exigent nos connaissances actuelles, hygiéniques, médicales et chirurgicales.

Vu bon a imprimer :
Le Président de la Thèse,
A. MOUSSOUS.

Vu : *Le Doyen,*
SIGALAS.

Vu et permis d'imprimer :
Bordeaux, le 24 Juin 1919.
Le Recteur de l'Académie,
R. THAMIN.

TABLE DES MATIÈRES

Bordeaux. — Imprimerie F. PECH et Cie, 9, rue de la Merci.

www.ingramcontent.com/pod-product-compliance
Ingram Content Group UK Ltd.
Pitfield, Milton Keynes, MK11 3LW, UK
UKHW020028100726
13658UKWH00003B/1169